Youngsuk Huh
Felicitas Kermarrec

Bambussalz

SPURBUCHVERLAG

Youngsuk Huh
Felicitas Kermarrec

Bambussalz

Aus dem Land der Morgenstille

Aktiv & Gesund leben
RATSCHLÄGE FÜR EIN GESUNDES LANGES LEBEN

Bibliografische Information der Deutschen Nationalbibliothek

Die Deutsche Nationalbibliothek verzeichnet diese Publikation in der Deutschen Nationalbibliografie; detaillierte bibliografische Daten sind im Internet über http://dnb.d-nb.de abrufbar.

1. Auflage 2006

info@spurbuch.de, www.spurbuch.de
Ausführung: Mediaberatung, Würzburg
Umschlaggestaltung und Layout: Anke von Schalscha-Ehrenfeld

ISBN 978-3-88778-306-8

Inhalt

Licht und Salz

So drücken wir Koreaner die wirklich wesentlichen Dinge des Lebens aus. Neben dem typischen Salzgeschmack, durch den unsere tägliche Nahrung sich erst vervollständigt, begleitet das Salz unser Leben oft als Heilmittel. Noch umfangreicher nutzt man in Korea das Salz aufgrund seiner keimhemmenden Wirkung als ein effektives Desinfektionsmittel.

Auch in Korea, dem „Land der Morgenstille" weit weg von Europa, wurden die über Jahrtausende lang sauber gehaltene Erde, das Wasser und die Luft durch rasch fortschreitende Industrialisierung erheblich gefährdet. So musste man auch auf unserer herrlich sonnigen Halbinsel darum kämpfen, ursprüngliches, reines Naturmeersalz zu erzeugen.

Durch den Blick zurück in die Vergangenheit und Anknüpfen an alte Traditionen hat man glücklicherweise einen Ausweg aus dieser Sackgasse gefunden. Im Vergleich zu den „irdischen Essgewohnheiten" hatte Salz in früheren Zeiten in vielen asiatischen Ländern für die buddhistischen Mönche noch eine viel tiefere Bedeutung. In den einfach ausgerichteten Mönchsküchen wurde Essgenuss aufgrund klösterlicher Gepflogenheiten nur eng begrenzt zugelassen. So konnte eine Abwechslung in ihrer Speisekarte größtenteils alleine durch die Bereitstellung bester Salze erreicht werden.

Diese Gepflogenheit, als Nahrungszusatz das Essen mit einem besonders ausgewählten Salz zu bereichern, zog die Konsequenz nach sich, dass sich die Mönche trotz einer härteren Nahrungseinschränkung in bester körperlicher Kondition befanden und sich ihre seelische Ausgeglichenheit bewahren konnten. So bemühten sich die Mönche stets, wertvolles Salz durch einen gut durchdachten Herstellungsprozess zu gewinnen. Auf diese Weise war ihr Salz mit vielen Mineralien angereichert, wohlwissend, dass ihnen bei der Erzeugung des besonderen Salzes nur die Natur Hilfe leistete.

Das Bambussalz stammt ursprünglich aus dem Brauchtum des buddhistischen Tempels. Die Herstellungsweise des Bambussalzes ohne jeglichen künstlichen oder chemischen Prozess ist als ein richtungsweisendes Beispiel zu betrachten, wie in einer verschmutzten Umwelt ein reines Naturprodukt entstehen kann.

Das Bambussalz wird ausschließlich nach vorgegebenen Kriterien erzeugt, dazu gehörten der herrliche Sonnenschein auf dem Salzfeld, ein passend großes Stück Bambusrohr, das als Behälter dient, sowie die gelbe Heilerde. Aufgrund ihrer topografischen Lage hat die koreanische Halbinsel außer dem nördlichen Grenzgebiet zu China und Russland drei Meeresseiten.
An der westlichen Küste, wo die Unterschiede zwischen Ebbe und Flut besonders hoch sind, enthält das Meerwasser die wertvollen ockerfarbenen Bestandteile des Wattbodens. Hier wird die von der heißen Sonne durchflutete Salzkrone geerntet. Dieses Salz ist optimal für die Erzeugung von Bambussalz geeignet, da es von einzigartiger Qualität ist. Der Küste nahegelegen wächst der Kingbambus ungehindert in großer Anzahl, es ist also nicht verwunderlich, dass Bambussalz gerade im südwestlichen Teil des Landes produziert wird.

In unserer Küche ganz auf Salz zu verzichten, ist unmöglich, das spiegelt sich auch in der Tatsache wider, wie unbekümmert wir Bambussalz für unsere Gesundheit täglich einnehmen.

Bei dem Gebrauch von raffiniertem Kochsalz allerdings sehen wir uns genötigt, aufgrund der schädigenden Nebenwirkungen unseren Salzkonsum stark zu reduzieren. Um aus dieser Zwickmühle herauszukommen, schlage ich vor, ein gutes, unbedenkliches Salz zu benutzen.

Ein gutes Salz zeichnet sich dadurch aus, reich an Mineralstoffen und frei von Schadstoffen zu sein, erst dann ist es ein zuverlässiges und gesundes Salz. Bambussalz hat einen relativ niedrigen Natriumchloridgehalt, des Weiteren vielfältige Mineralien wie Magnesium, Eisen, Kalium, Kalzium, Kieselsäure und vieles andere mehr. Es gewährleistet also neben seinem Mineralienreichtum absolute Reinheit. Daraus resultiert die erstklassige Qualität unseres Salzes, sodass es den idealen Anspruch an ein perfektes Salz verkörpert.

Mein persönlicher Wunsch ist, dass Menschen in unserer globalen Welt ihr eigenes Gut miteinander tauschen können. In diesem Sinne freue ich mich besonders über diese Vorstellung und empfehle mit Überzeugung, dass das Naturerzeugnis Bambussalz, in Deutschland und Europa umfangreich und vielfältig in Gebrauch genommen wird.

Youngsuk Huh

Salz weckt Emotionen

Wie alt ist die Welt, wo komme ich her, woraus besteht mein Körper? Viele dieser Fragen beantworten sich fast von selbst, wenn man die Hand ins Meerwasser taucht und sich den salzigen Finger ableckt. Alles Leben kommt aus dem Meer. Meerwasser hat etwas Archaisches. Es ist der Urahn, den jedes Lebewesen mit sich herumträgt. Bei der Geburt besteht der Mensch zu 80 % aus Wasser. Flüssiges und Festes bilden die Matrix des Menschen. Das Wasser in unserem Körper ist salzig. Der Salzgehalt unserer Körperflüssigkeiten beträgt ziemlich genau 0,9 %. In der Medizin nennt man diese Lösung Elektrolyt.

Wo überall ist das Salz in uns? Die Blutbahnen bringen die Salz-Ionen in jede unserer Zellen.

Mehrere tausend Zellen, die jeden Tag neu gebildet werden, brauchen das Salz für ihren Stoffwechsel. Ohne Salz könnten die Zellen ihre Funktionen nicht aufrechterhalten. Kein Wassertransport, kein Informationsfluss, ohne Salz kein Leben.

Der Mensch wird sich seiner eigenen Salze nur in Ausnahmefällen bewusst, meist nur dann, wenn sich starke Gefühle äußern. Durch Schmerz oder Freude bildet sich spontan ein salziges Rinnsal, nämlich unsere Tränen.

Wann hat sich unser Urahn Salz eigentlich gebildet? Seit Teile des Urmeeres ausgetrocknet sind und sich daraus Salzstollen und Salzsolen gebildet haben, sind mindestens 250 Millionen Jahre vergangen. Heute wird dieses Salz der Urmeere in fast allen Teilen der Welt abgebaut, vermahlen und dem Menschen als „Lebenswürze“ wieder zugeführt. Wer über Salz verfügte, besaß Macht. Salz bedeutete Reichtum, aus diesem Grund kam es über alle Kontinente hinweg zu den sogenannten Salzkriegen. Menschen, die keinen Zugang zum Salz hatten, sahen sich genötigt, in mühseliger Arbeit aus Pflanzen Salz zu gewinnen, sie entwickelten die sogenannte Pflanzenveraschung, die unseres Wissens nach noch heute in Brasilien und in Nordwest-Zaire praktiziert wird.

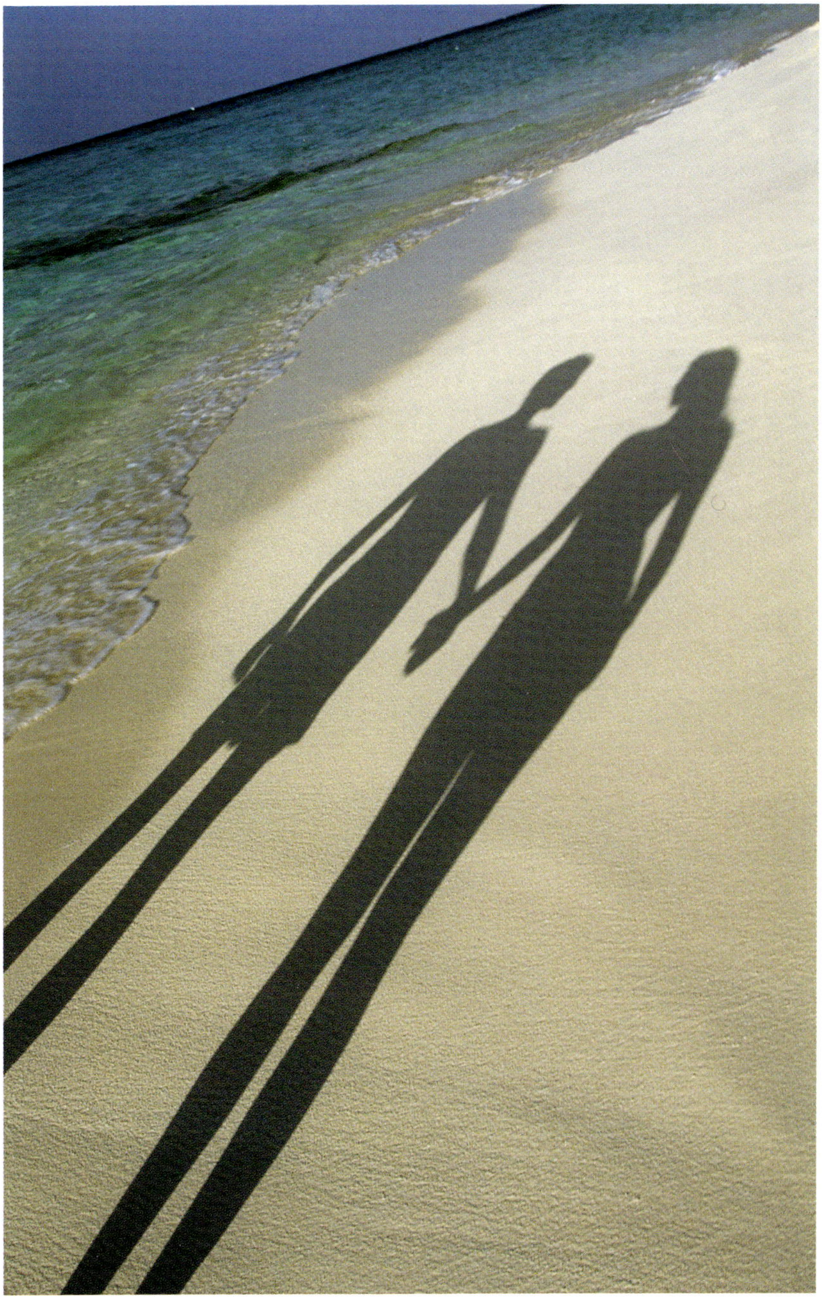

Das aus dem Meer gewonnene Salz geht mit Bambus eine innige Verbindung ein

Salz ist für den Menschen eine wunderbare Bereicherung

In seiner natürlichen Zusammensetzung ist Salz für den Menschen eine wertvolle Bereicherung für den körperlichen und seelischen Energiezustand. Meersalz und Steinsalz bestehen aus mehr als 80 verschiedenen Elementen, die uns in ihrer Vielfalt nicht verloren gehen sollten. Salz war schon lange vor unserer Zeitrechnung als kostbares Gut begehrt und als Quelle der Erneuerung und Aufrechterhaltung eines gesunden Lebens heiß umkämpft, es wurde sogar gegen Sklaven und Bräute getauscht. Salz wurde laut ältestem medizinischem Bericht in Ägypten im 3. Jahrhundert v. Chr. erwähnt. In den folgenden Jahrhunderten wurde Salz schon von Hildegard von Bingen und Paracelsus

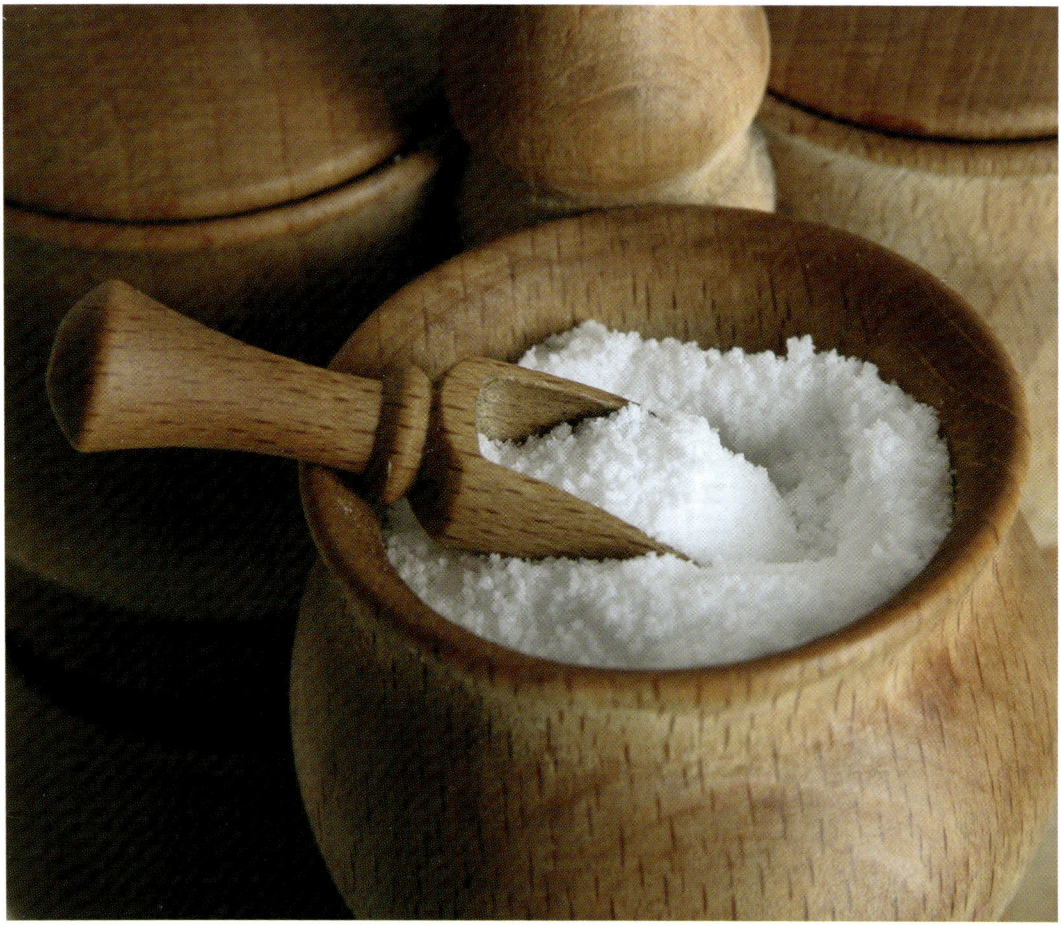

als Heilmittel gegen Übelkeit, Nervenleiden, Beschwerden des Verdauungstraktes sowie zur äußeren Behandlung von Hauterkrankungen wie Geschwüren, Warzen, Bissen von Tieren oder Insekten eingesetzt. Ab dem 18. Jahrhundert gewannen Kurbäder durch die Heilwirkung der Solebäder und Trinkkuren an Bedeutung, ob Osteoporose, Migräne, Rheuma oder Blutarmut. Natürliches Salz erwies sich vor allem bei der Behandlung von Stoffwechselerkrankungen als erfolgreich. Und nicht zuletzt bis zum heutigen Tag wird Salz zur Konservierung von Fisch und Fleisch gebraucht.

Salz ist nicht gleich Salz

Unser moderner Lebensstil neigt dazu, die Vielfältigkeit der Schöpfung außer Acht zu lassen. Wir passen unser Leben der Technik an und nicht umgekehrt. Im täglichen Alltag begnügen wir uns daher mit handelsüblichem Kochsalz, das nur zwei Elemente enthält, Natrium und Chlorid. Bei dieser Ware handelt es sich nicht um Elemente, die der Fülle des Meerwassers entnommen wurden, sondern zu 70 % um Abfallprodukte unserer Industrie. Und so schmeckt es auch. Sehr salzig und ein wenig streng. Das ursprünglich Lebenserhaltende des Salzes, sein Reichtum an Spurenelementen und Mineralien, wurde auf ein Minimum reduziert. Damit ist es für den Körper nicht mehr gesund, sondern kann unter Umständen sogar gefährlich werden.

Nach heutigen Erkenntnissen werden zahlreiche sogenannte Zivilisationskrankheiten mit einem zu hohen Kochsalzkonsum in Verbindung gebracht. Anstelle der empfohlenen 3-6 Gramm konsumiert der Durchschnittsbürger Tag für Tag bis zu 12 Gramm Salz und mehr. Den meisten Menschen ist durchaus klar, dass sie ihren Kochsalzkonsum erheblich einschränken sollten, dennoch fällt es schwer, auf alte Gewohnheiten zu verzichten und sich nach einer verträglicheren Alternative umzuschauen. Allerdings ist ein Bewusstseinswandel in Gang gekommen, denn es legen schon viele Restaurants oder Privathaushalte Wert darauf, das übliche Speisesalz gegen Meersalz auszutauschen.

Weiß täuscht! Kochsalz birgt Gefahr

Aber auch die Qualität des Meersalzes bleibt von der industriellen Verarbeitung nicht verschont. Wird Meersalz durch Wind und Sonne getrocknet, so enthält es natürlicherweise das Element Jod. Im industriellen Prozess der Salzanreicherung mittels künstlicher Verdampfung geht das Jod verloren. Da Ernährungswissenschaftler und Ärzte zu bedenken geben, dass eine natürliche Jodzufuhr nötig sei, um die Kropfbildung, eine Erkrankung der Schilddrüse zu vermeiden, wird das Salz wiederum künstlich mit Jod angereichert. So sind wir unfreiwillig zu einer Art „Nahrungsergänzung" genötigt. Zusätzlich wird dem Jod-Salz noch Fluor zugesetzt. Dies wird von der Allgemeinheit akzeptiert, obgleich eine ständige Jod-Fluorid-Mischung der Gesundheit abträglich ist. Selbst wenn der Kochsalzkonsum zu Hause in der Küche ganz bewusst eingeschränkt wird, entkommen kann man ihm nicht so ohne Weiteres. Das in Lebensmitteln versteckte Salz macht nämlich bis zu achtzig Prozent des gesamten Salzkonsums aus. Zumeist bleibt diese gewaltige Salzquelle dem Verbraucher verborgen.

Genau hier lauert die Gefahr. Das meiste Kochsalz versteckt sich in Brot- und Backwaren, gefolgt von Wurst- und Fleischwaren und Milchprodukten. Dosensuppen und Gemüsekonserven enthalten pro 100 g zwischen 5 und 9 g Kochsalz, eine Pizza zwischen 5 und 8 g, eine Champignoncremesuppe sogar 10,9 g Kochsalz pro 100 g Suppe.

Versteckte Salze: Anteilmäßige Verteilung der täglichen Salzaufnahme

(Quelle: www.Quarks.de)

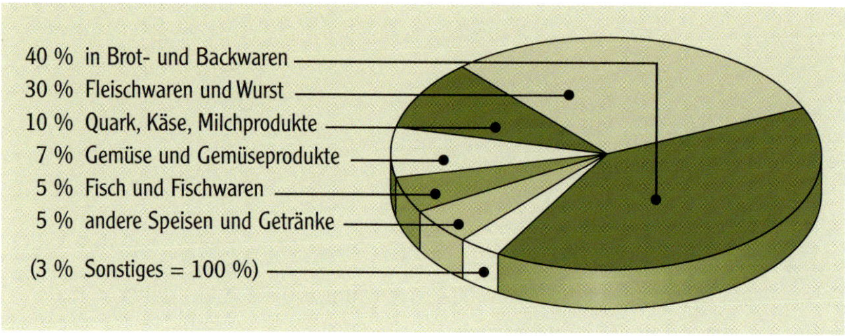

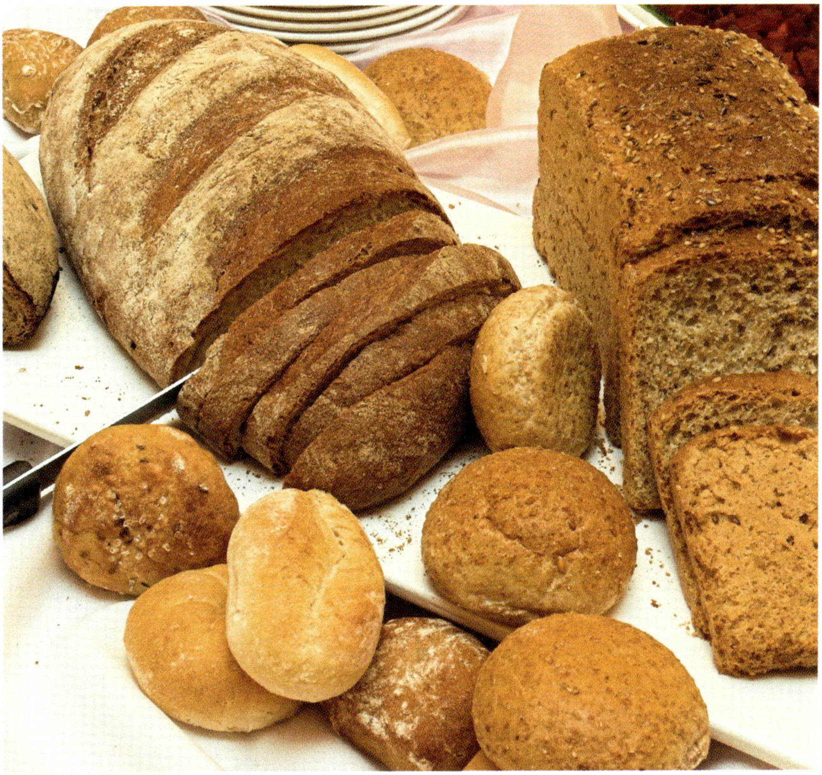

40 % der täglichen Salzaufnahme erfolgen durch Brot- und Backwaren

Gewöhnliches Speisesalz, Natriumchlorid, im Übermaß verkostet, führt zu schwerwiegenden Gesundheitsfolgen. Werden als Trennmittel Aluminiumsalze verwendet, hat das industriell hergestellte Auszugsprodukt noch eine weitere große Schwäche, denn Aluminium wird immer wieder im Zusammenhang mit Alzheimer diskutiert. Bereits 1992 stellte der wissenschaftliche Lebensmittelausschuss der EU fest, dass eine Zufuhr von 4,5 g Natrium mit einer signifikanten Hypertonie (Bluthochdruck) einhergeht. 1 Gramm Salz besteht aus 0,4 g Natrium und 0,6 g Chlorid.
Im täglichen Konsum werden statt der anvisierten 3-6 g ca. 8-15 g Kochsalz verzehrt. Der tatsächliche Bedarf beläuft sich auf etwa 1,4 g pro Tag. Eine hohe Kochsalzzufuhr zieht andere Probleme nach sich, so zum Beispiel werden pro 1 g Natrium, das von der Niere abgesondert wird, 26,3 mg Kalzium im Urin ausgeschieden. Eine hohe Natriumzufuhr fördert daher indirekt die Kalziumausscheidung.

Weitere Nebenwirkungen führen zu erheblichen Gesundheitsproblemen wie

- Erkrankung an einer Nephrolithiasis (Nierensteinkrankheit)
- Osteoporose
- Krebs
- Koronare Herzkrankheit
- Erhöhter Blutdruck

Ein erhöhter Blutdruck gilt anerkanntermaßen als Risikofaktor für

- ichämische Herzerkrankungen
- Schlaganfälle
- Nierenerkrankungen, welche zu den wichtigsten Ursachen für Erkrankung und Sterbefälle in Europa gehören.

Im übrigen ist wohl nicht unbedingt das Natrium der Übeltäter, sondern möglicherweise das im Übermaß zugeführte Chlorid. Darauf verweist die Beobachtung, dass bei einer Trinkkur mit natriumreichem Mineralwasser kein Bluthochdruck zu verzeichnen ist.
(Prof. Schmiedel, Leitzmann, Quelle: Ernährungsmedizin in der Naturheilkunde, Verlag Urban und Fischer)

Einige Lebensmittel, so beispielsweise der Schinken, schmecken auf dem Gaumen aromatisch und überaus appetitlich, leider ist ihr gesundheitlicher Nutzen aber gering, ganz im Gegenteil sogar. Schinken ist meist sehr stark gesalzen, geräuchert und mit Konservierungsmitteln (Nitraten) belastet. Im Zusammenhang mit überbackenem Käse (Hitze) kann es leicht zu einer gefährlichen Nitrosaminbildung kommen. Ein regelmäßiger Konsum von solcherart hergestellten Schinkenzubereitungen führt zusätzlich zur Bildung von sogenannten freien Radikalen, die zu einer sauren Stoffwechsellage beitragen.

Die hier angesprochenen Diagnosen beschreiben sozusagen das Endstadium eines Krankheitsverlaufs. Viel interessanter ist es jedoch, den anfänglichen Pfad eines Krankheitsprozesses zu verfolgen, für den sich die Schulmedizin zwar interessiert, den sie aber oft falsch interpretiert.
Peter Ferreira und *Barbara Hendel (Wasser und Salz, Ina-Verlag)* haben hierzu in einem interessanten Forschungsprojekt Probanden unmittelbar nach der Aufnahme eines Teelöffels Kochsalzlösung untersucht. Es hat sich gezeigt, dass sich bereits bestehende Dysfunktionen des Organ- und Nervensystems verschlechterten und die Probanden ein Energiedefizit erlitten. Denn um das raffinierte Kochsalz wieder aus dem Körper auszuscheiden, muss dieser ein hohes Maß an Energie aufbringen. Eine Stunde später nahmen die Probanden einen Teelöffel einer ganzheitlich wirkenden Kristallsalzsole zu sich. Jetzt konnte in einer Grafik unmittelbar ver-

folgt werden, wie sich der Energiemangel ausglich und sich sogar die Dysfunktionen ins Positive veränderten.

Das Bambussalz ist eine gute Alternative zum gewöhnlichen Kochsalz, da es frei von Nebenwirkungen ist. Bambussalz wirkt energetisch ausgleichend und führt den erkrankten Organismus in sein ursprüngliches Schwingungsmuster zurück. Durch die reduzierende Wirkung des Bambussalzes können durch Oxidationsreaktionen geschädigte Zellen wieder repariert werden.

Aufgrund der vielen Nebenwirkungen und Überdosierung des Kochsalzes haben einige Ärzte eine starke Kochsalzrestriktion gefordert. Diese Anweisung wird öfter von den Menschen dahin gehend fehlinterpretiert, dass sie der Meinung sind, Salz sei generell schädlich, also streichen sie es unglücklicherweise ganz aus ihrem Speiseplan. Solch eine Fehlernährung kann dramatische Folgen haben, was sich im Hitzejahr 2003 in Frankreich und Deutschland gezeigt hat. Über 20 000 alte und geschwächte Menschen sind in Krankenhäusern und Pflegeheimen während dieser Hitzeperiode gestorben. Es mangelte an einem zellgängigen Wasser mit der heilsamen Wirkung eines elementereichen Salzes.

Da gerade durch Medikamente belastete und mit Nährstoffen unterversorgte Menschen unter einem erheblichen Energiedefizit leiden, wäre hier das energetisch ganzheitlich wirkende Bambussalz, in Quell- oder Osmosewasser gelöst, lebensrettend gewesen.

	Kochsalz	Bambussalz
Mineralstoffreichtum	Nein	Ja
Spurenelemente	Nein	Ja
pH-Wert	Leicht sauer	Stark alkalisch
Nebenwirkungen	Ja	Nein
Antioxidans	Nein	Ja

Unterschiede Kochsalz zu Bambussalz

Wenn das Meer auf Bambus trifft... Ein uraltes Heilsalz neu entdeckt

Bereits in der Antike wurden Erde, Wasser, Luft und Feuer als die vier wesentlichen Elemente angesehen, aus denen alles Sein hervorgeht. Bei der Herstellung von Bambussalz, das auf die Mönche des buddhistischen Kaeam Tempels zurückgeht, werden diese vier Elemente in einem besonderen Verfahren miteinander verbunden.

Viele Mönche zogen sich von der seelenlosen Hektik des menschlichen Alltags in die Stille zurück, wodurch sie sich Einkehr in die wahre Einsamkeit ermöglichten. Andererseits führte sie ihre Bewusstseinsbildung auch zu den natürlichen Heilkräften, die aus der Schöpfung hervorgegangen sind und den Lebewesen zu Nahrung und Erhaltung ihrer Gesundheit dienten.

In vielen Kulturkreisen standen die Kranken unter Obhut und Pflege von Nonnen oder Mönchen. Auswirkungen dieser Tradition sind heute noch zu beobachten und nur schwerlich wegzudenken.

Es sind inzwischen Hunderte von Jahren vergangen, seit die Mönche erstmals Bambussalz herstellten, indem sie Bambusrohre in Stücke teilten, sonnengetrocknetes Meersalz in die hohlen Stämme einfüllten, diese mit gelber Lehmerde verschlossen und in einer Wanne mit Kiefernholz erhitzten. Dieser Erhitzungsprozess wurde insgesamt neun Mal wiederholt. Bei der neunten und letzten Verbrennung bei 1500°C wurde zusätzlich Kiefernharz hinzugefügt, um dem Bambussalz die positiven Wirkungen des Harzes einzuverleiben. Das Ziel der Mönche war es, die Vorzüge des mineralstoffreichen Meersalzes mit den wertvollen Eigenschaften des Bambusholzes zu verschmelzen, um so ein wirkungsvolles Heilmittel zu besitzen, das den Menschen zu Gesundheit und Wohlbefinden verhilft. Das Bambussalz diente den Mönchen als universelles Heilmittel, das zur Aktivierung des Stoffwechsels und Behandlung vieler Erkrankungen eingesetzt wurde. Gerade heute wird Bambussalz in Japan und Korea wegen seiner besonderen Eigenschaften hoch geschätzt.

In Zeiten des Werteszerfalls und des Verlusts von Weisheit unserer Vorfahren findet eine Rückbesinnung statt, die das fast vergessene Bambussalz wieder so aktuell macht. Bambussalz ist essentiell für Menschen, die trotz zunehmender Umweltbelastungen in Luft, Erde und Wasser sowie des Stresses eines modernen Lebensstils ein langes und gesundes Leben führen möchten.

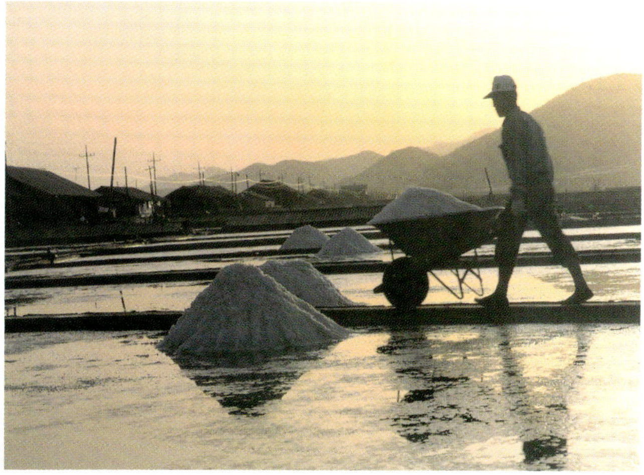

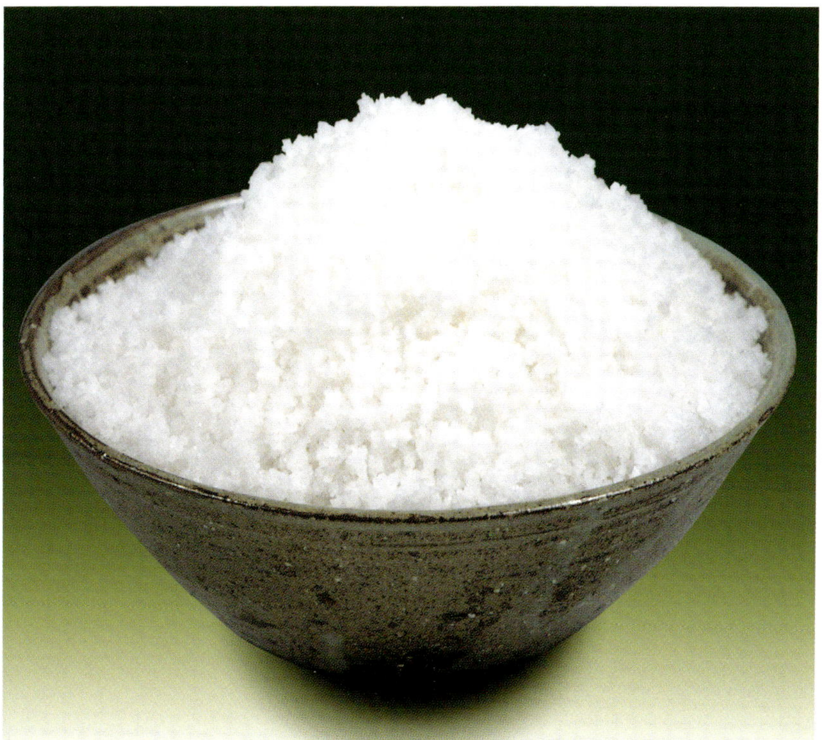

Das aus dem Meer gewonnene Salz wird durch 2 bis 9-malige Verbrennung im Bambusrohr zu Bambussalz

So beschreiben koreanische naturheilkundlich interessierte Ärzte die Eigenschaften und Wirkungen von Bambus, Kiefernharz und gelber Erde:

Bambus

Die ganze Pflanze vom Blatt bis zur Wurzelspitze hat in der Medizin einen festen Platz. Bambus ist hochwirksam bei Magenerkrankungen und Magenblutungen. Bambus ist schleimlösend, reduziert das Risiko eines Schlaganfalls, von Diabetes, Kopfschmerzen, Bluthochdruck, Schwindel, pränataler Anämie sowie kindlicher, krampfhafter Muskelzuckungen, Epilepsie, Symptome des übermäßigen Alkoholkonsums und befreit von Erschöpfungssyndrom.

Das Harz der Kiefer

Der Geschmack ist süß und bitter zugleich. Harz ist warm und ungefährlich. Es entlastet und entspannt unsere Bauchorgane. Es reguliert unkontrollierbare Schwellungen, Hohlräume und Schleimhautveränderungen bei Ohr- oder Zahnschmerzen. Wird es auf Wunden aufgebracht, wirkt es desinfizierend und stoppt die Vermehrung von Mikroorganismen, sodass der Schmerz zurückgeht und eine rege Zellregeneration stattfinden kann. Kiefernharz lässt die Augen glänzen, es wirkt positiv bei Entzündungen, Krebserkrankungen oder Verletzungen, da es keimtötend ist und die Regeneration des Körpergewebes initiiert. Zusammen mit Salz reinigt es das Blut und stärkt die Knochen.

Gelbe Erde

Ist friedlich, schmeckt süßlich und bringt keine Gefahr mit sich. Sie hilft gegen krampfartige Magenschmerzen, außerdem werden die Symptome einer Lebensmittelvergiftung und die Überbelastung der Leber durch die Gifte gemildert.
Die ersten 20 cm unter der Erdoberfläche werden „Semmel" genannt, danach heißt die Erde „wahre Erde".
Diese Erde ist natürlicherweise frei von Schadstoffen oder negativer Feuchtigkeit. Sie absorbiert Giftstoffe, trocknet eitrige Entzündungen, heilt akute Gelbsucht und fieberhafte Erkrankungen.

Über Jahrhunderte hinweg blieb die Herstellungstechnik des kostbaren Bambussalzes das Geheimnis der buddhistischen Mönche. Die moderne, industrielle Gesellschaft hat Bambussalz zugunsten neuer Medizin verdrängt. Das Wissen um seine gesundheitsfördernden Eigenschaften wurde jedoch bis in die heutige Zeit hineingetragen, und endlich ist es auch bei uns erhältlich. Bambussalz hat unvergleichliche Eigenschaften. Seine Mineralstoffanreicherung sorgt für lebenswichtige Bausteine, die sowohl unserem Blut- und Skelettsystem als auch der Pufferung des Säure-Basen-Haushaltes zur Verfügung stehen. Bei Vergiftungen oder traumatischen Ereignissen, in denen es zu gefährlichen Blut- oder Flüssigkeitsverlusten wie Erbrechen oder Durchfall kommt, können Verluste der Blutsalze (Elektrolyte) ausgeglichen werden. Die Synergieeffekte des Bambussalzes wirken sich praktisch universell aus, da sie eine Fülle gesundheitlicher Vorteile mit sich bringen.

Interessanterweise gibt es Berichte, denen zufolge in China bei der Salzgewinnung ebenfalls die vier Elemente eine Rolle spielten, wenngleich ganz anders: Bei der Gewinnung von Salzsole aus der Erde wurden mit Lehmerde verschlossene Bambusrohre verwendet. Die Rohre wurden in tief gelegene Salzsolen gestoßen, sodass das Salz über die Bambusrohre nach außen transportiert werden konnte. Der große Vorteil lag in der konservierenden (desinfizierenden) Wirkung des Salzes, das Bambusholz wurde weder von Keimen, Pilzen oder Algenwachstum angegriffen. Es zeigte sich allerdings noch ein anderes Phänomen bei der Gewinnung der Salzsole aus den Erdspalten. Plötzlich entzündete sich aus den Rohren eine Flamme, hiermit war das Erdgas entdeckt!

Übrigens: Zu Aktivkohle verbranntes Bambusholz wird heute von vielen als Amulett um den Hals getragen. Es gilt als Glücksbringer und Schutz gegen unangenehme, äußere Einflüsse.

Bambussalz ist heute für unsere Gesellschaft aktueller als zu Zeiten der Mönche. Wie gut, dass Bambussalz fast allen Menschen verfügbar ist und nicht mehr nur einer kleinen, privilegierten Gemeinschaft. Bambussalz kann uns aus der Zwickmühle unserer modernen Lebensführung heraushelfen.

Basisches Bambussalz zeigt Wirkung

Auf die Dosis kommt es an. Eine kleine Prise Salz gibt die richtige Würze. Zuviel Salz macht schrecklichen Durst oder löst sogar reflexartiges Erbrechen aus. So geht es Ihnen, wenn Sie den Zucker mit dem Salzstreuer verwechselt haben oder mit Glaubersalz bewusst eine ausscheidende Wirkung erzielen wollen.

Manchmal ist weniger mehr. Spurenelemente existieren nur in allerkleinsten Mengen in unserem Körper und doch sind sie durch nichts zu ersetzen. Unzählige Stoffe schlüpfen unablässig durch die Kanäle der Zellsysteme, um an den für sie vorgesehenen Schaltpunkten ihre spezielle Funktion einzunehmen. Wie in einem Orchester spielt jedes Element sein eigenes Instrument, doch erst im harmonischen Zusammenklang aller Einzelstimmen kann ein Meisterwerk gelingen. Jeder Partner muss in einer bestimmten Konzentration vorliegen, damit er den richtigen Ton trifft bzw. die erforderliche Schwingung im Organismus erzeugt. Schon die kleinste Abweichung zieht spürbare Folgen nach sich. Bambussalz verfügt über das ganze Orchester der Elemente des Meersalzes, es bietet aber noch weit mehr. Das Geheimnis des Bambussalzes ist natürlich in seiner Wirkung zu suchen, aber wie lässt sich dieses Geheimnis lüften? Möglicherweise ist es ein „physikochemisches" Phänomen, das sich nicht nur dem Wort nach schwierig anhört, denn tatsächlich lässt sich die Struktur eines Salzkristall-Gitters nicht so ohne weiteres verändern.
Was ist also möglicherweise passiert? Während des Erhitzungsvorgangs schmilzt und verdampft das Salz, das stabile Ionengitter des Natriumchlorids bricht auseinander, und just in diesem Moment innerhalb der Abkühlphase passiert es: Ein anderes Atom baut sich in das Gitter ein und „verbiegt" dieses ein wenig.

Die Tatsache, dass Bambussalz nur 10 % Gitterstruktur aufweist und eine Abweichung der üblichen Ionengitterstruktur zeigt, bedeutet, dass das neue Kristallsalzgitter über ein hohes Energiepotential verfügt. Außerdem wurden durch den Erhitzungsvorgang alle schädlichen Stoffe entfernt, sodass das Salz frei von Nebenwirkungen ist. Die vielen alkalischen Salzionen mit dem hohen Energiepotential machen Bambussalz zu einem reduktiven Salz, das als starkes Antioxidans wirksam ist, Zellfunktionen schützt und den gesamten Stoffwechsel des Organismus energetisch harmonisiert.

Bambussalz füttert die Körperzellen mit neuen Informationen, sodass Bambussalz als ganzheitlicher Informationsträger wertvolle Dienste leistet.

Hat sich denn ein „Kuckucksei-Atom" in das Salzkristall eingeschlichen, wird das die Wissenschaft schnell herausfinden. Das namenlose Atom ist einzig interessant, weil es das Salzkristall geringgradig „verbiegt" und so für die ungeheuer starke Energie sorgt.
Die Wissenschaft wird also die Frage, welches Atom neu hinzugekommen ist, beantworten können, aber die wichtigen Fragen bleiben offen. Welches Geheimnis steckt hinter der Anziehung, was zieht das eine zum anderen hin?
Wir können die Anziehung physikalisch, chemisch oder spirituell nennen.
Warum sucht sich ein Atom ein neues Zuhause? Will es sich in dem neuen Molekül fortpflanzen? Liegt hier die Wurzel des Selbsterhaltungs- und Fortpflanzungstriebs? Im Bambussalz wohnt auf jeden Fall ein neuer Geist. Elemente werden im Feuer geboren, andere wiederum entweichen, bis sie wieder für eine spannende Aufgabe bereit stehen. Man sollte anorganische Materie nicht so herzlos als „tote Materie" bezeichnen, immerhin ist sie die Mutter alles Organischen.

Übrigens: Kernkraft ist die stärkste Anziehungskraft, die es in unserem Universum gibt.

Abb. unten links: Kristallionengitter Natrumchlorid

Abb. unten rechts: Kochsalz (Natriumchlorid) besteht aus zwei entgegengesetzt geladenen Teilchen (Na^+ und Cl^-). Im Kristall-Ionengitter ist jedes Ion genau von sechs entgegengesetzt geladenen Ionen umgeben. (Quelle: Quarks.de)

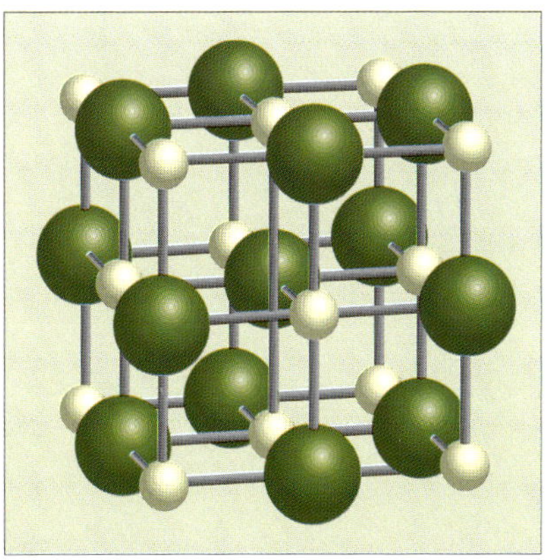

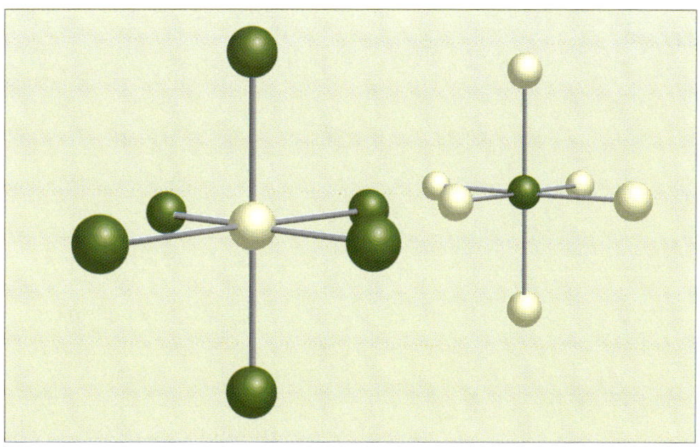

Eine überlieferte Anleitung zur Herstellung von Bambussalz lautete folgendermaßen:

„Bitte nimm einen durch Wetter geprägten 3 Jahre alten Bambusstamm und schneide ihn in Stücke, ein Ende soll offen, das andere verschlossen sein. Mische getrocknetes Salz vom Watt der südwestlichen Küste mit Jajangsu (wasserüberflutete gelbe Watterde) und gib diese Verbindung in das Bambusrohr. Lege die Bambusstücke in einen speziellen Kessel und erhitze alles mit Kiefernholz.
Nach 24 Stunden bleibt ein Salzkissen übrig, welches sowohl das Harz vom Bambus und der Kiefer als auch die gelbe Erde in sich aufgenommen hat. Zerreibe das Salzkissen und wiederhole diesen Vorgang achtmal.
Beim neunten Mal gib noch Kiefernharz hinzu und erhitze es bis auf über 1200 Grad. Das Salz schmilzt unter der Hitze und wird beim Abkühlen wieder hart. Das pulverisierte Salz nennt sich jetzt Bambussalz“.

Das so entstandene Salz enthält die positiven Schwingungen des Bambus- und Kiefernharzes und Jahrtausende alte gelbe Erde des Wattenmeers. Die alkalischen Mineralsalze gleichen Mineralstoffmängel aus und beugen so einer Gewebeübersäuerung vor.

Bambussalz wird noch heute nach dieser Anleitung hergestellt. Allerdings wird im alltäglichen Gebrauch vorwiegend das zweimal gebrannte Salz verwendet. Das kostbare neunmal gebrannte Salz hat sich als wirksames Heilmittel durchgesetzt, vor allem zur Linderung von Magen-Darmbeschwerden, einschließlich Leber- und Gallenerkrankungen.

Jajangsu ist die gelbe Watterde, auf der das Salz sich zum Trocknen abgelagert hat. Diese gelbe Erde besitzt einen hohen Gesundheitswert und wird als Heilerde innerlich und äußerlich angewendet. Zur Zeit erlebt Jajangsu in Korea eine Renaissance, ähnlich unserer Heilerde nimmt es Giftstoffe aus dem Darm auf und spendet neue Lebensenergie. Das Gemisch aus Wasser und gelber Lehmerde wird auch als Gesundheitswasser zur allgemeinen Stoffwechselstabilisierung getrunken. Es soll kühl und süß schmecken.

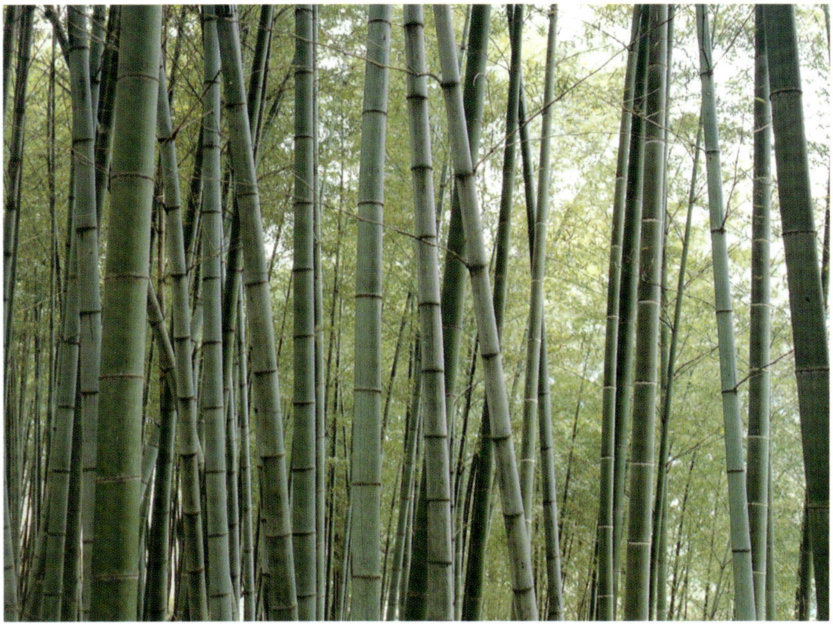

Die drei Jahre alten Bambusstämme werden geschnitten und für das Brennen mit Salz vorbereitet

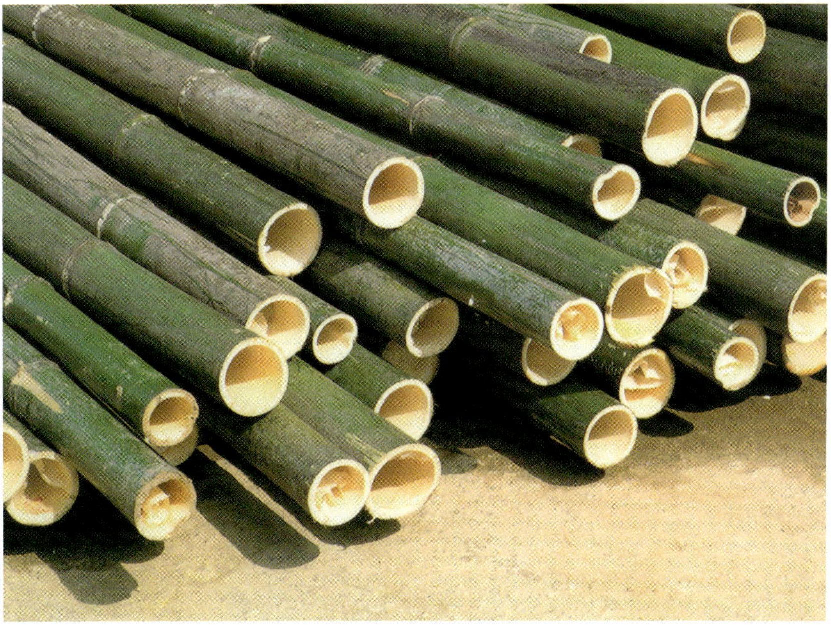

Schnitt durch ein mit Salz gefülltes Bambusrohr

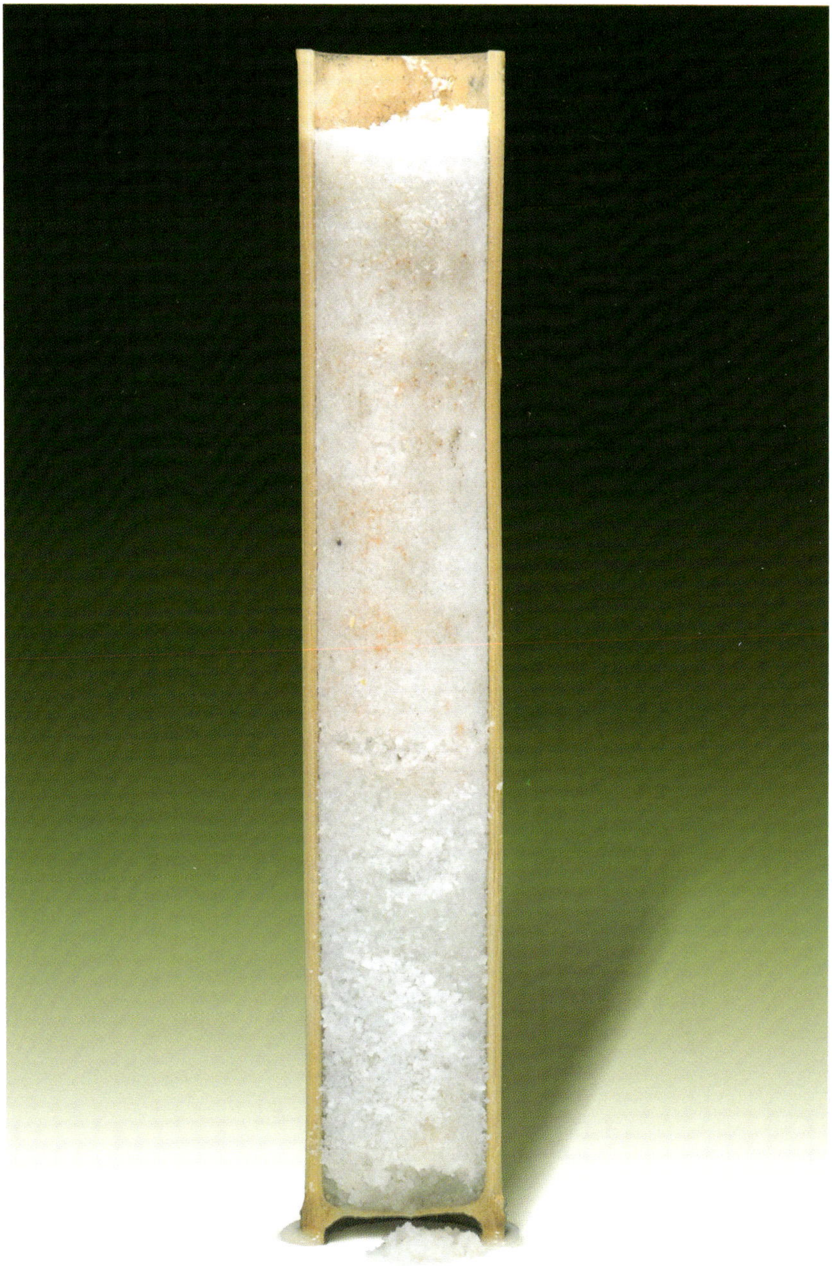

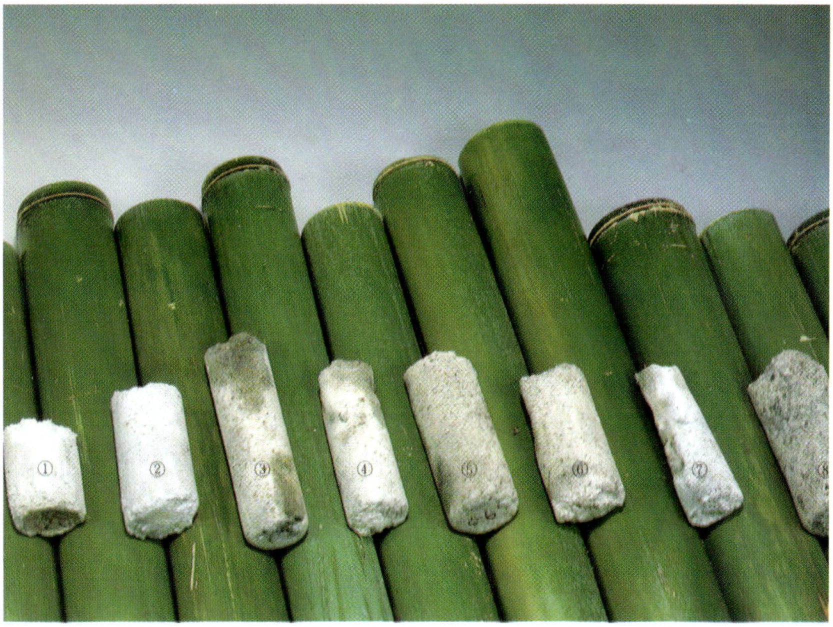

Salzfüllungen nach dem 2. Brennen

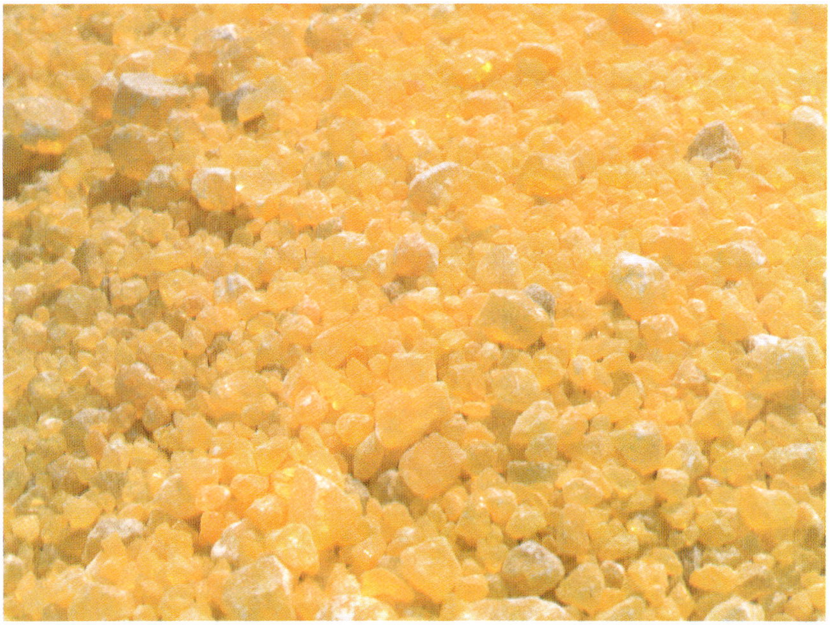

Jajangsu ist die gelbe Erde, auf der das Salz zum Trocknen abgelagert wird

Beim Kochen ändert das Salz seine Farbe

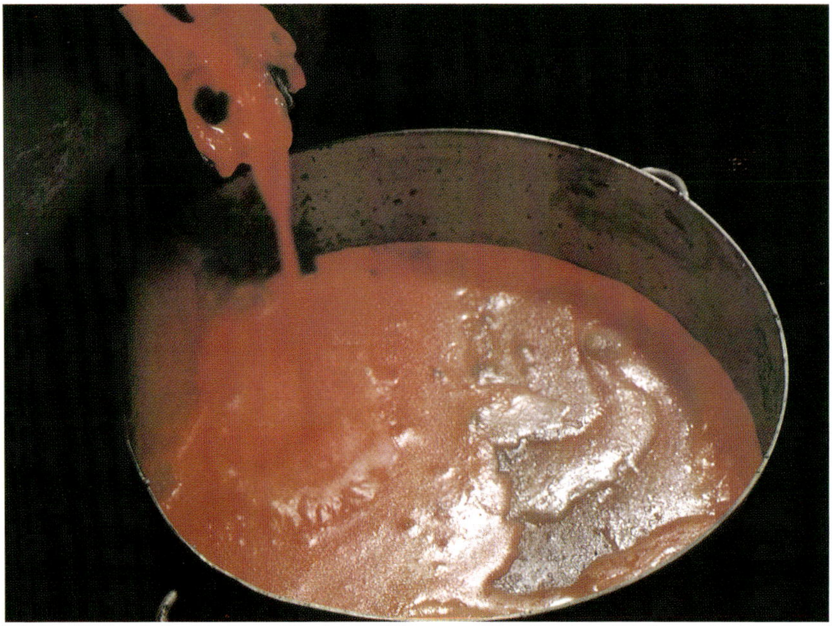

Salz nach der Abkühlung

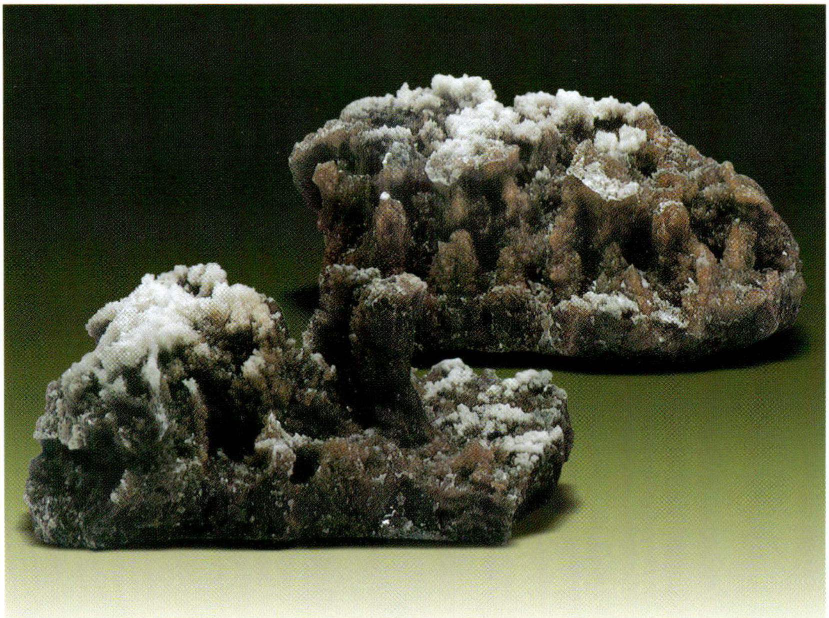

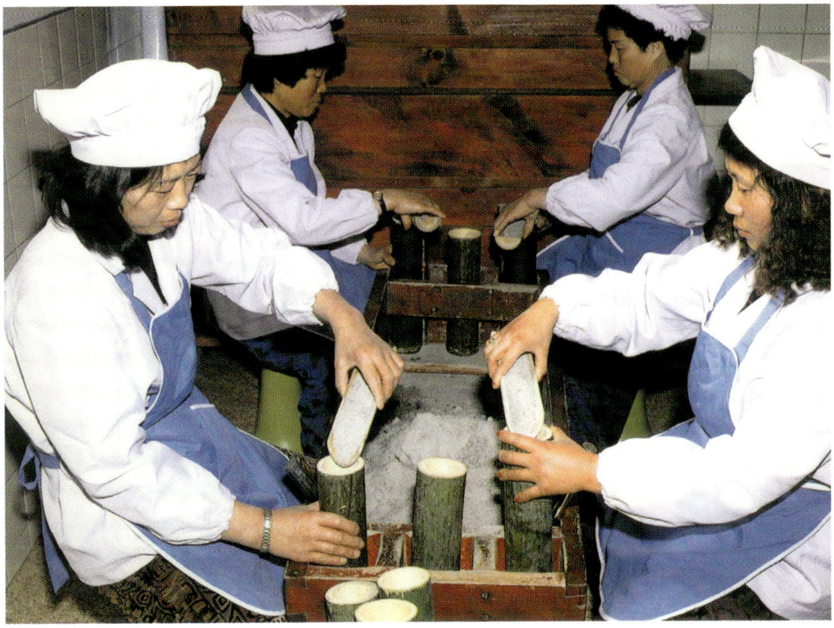

Salz wird zum Brennen in die Bambusröhren abgefüllt

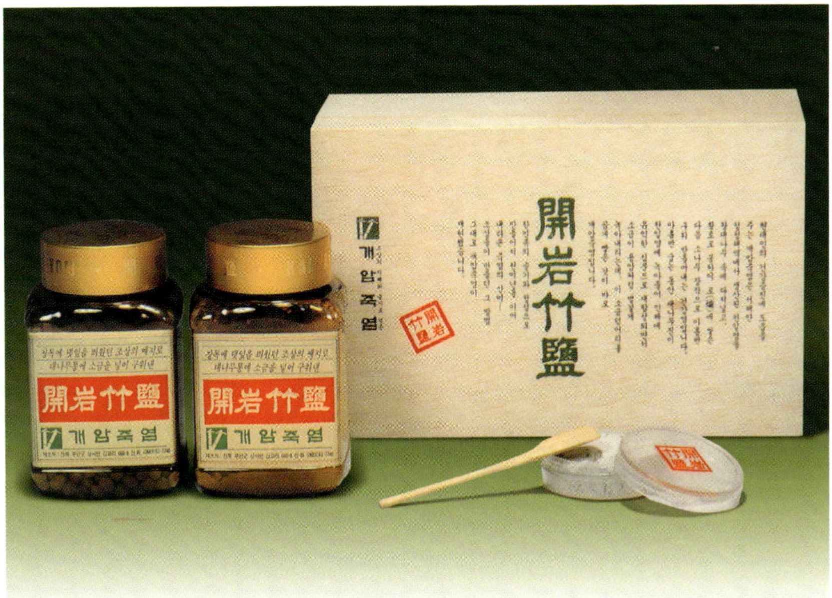

Bambussalz in Originalverpackungen

So unterscheidet sich neunmal gebranntes Bambussalz vom üblichen Salz:

1. **Bambussalz** entsteht durch eine zweimalige bis neunmalige Verbrennung im Schmelzofen bei Temperaturen von 1000 bis 1500°C.

2. **Bambussalz verfügt über eine starke antioxidative Kraft:**
Legen Sie einen Nagel in eine 1%ige Bambussalzlösung, er wird nicht rosten, während der Nagel in einer 1%igen Kochsalzlösung rostig wird (oxidiert).

2.1 Oxidation und Reduktion
Salz ist eine leichte Säure, die oxidierend wirkt, während Bambussalz eine starke Base ist, die reduzierend und entzündungshemmend wirkt.

3. **Durstgefühl**
Trinken Sie eine 1%ige Kochsalzlösung, so werden Sie durstig. Beim wiederholten Trinken einer 1%igen Bambussalzlösung verspüren Sie dagegen keinen Durst. Durst ist immer das Zeichen einer unausgeglichenen Salzkonzentration. Bambussalz ist aufgrund seiner natürlichen Elemente eine osmotisch ausgeglichene Lösung, die keine Nebenwirkungen aufweist.

4. **Schleimhautreizung**
Bambussalz brennt selbst in der relativ hohen Konzentration von 3 % nicht in den Augen.

5. **Zusätzliche Elemente**
Bambussalz weist geringste Spuren von Elementen auf, die für Salz untypisch sind. Durch die Verschmelzung des Meersalzes mit gelber Erde, Bambusholz und Harzen unterscheidet sich seine energetische Schwingung und sein Geschmack von allen bekannten Salzen.

6. **pH-Wert**
Im Gegensatz zu anderen Salzen ist Bambussalz stark basisch.

7. **Entgiftung**
   Es unterstützt sehr stark die Leber bei der Entgiftung, es hemmt Entzündungsprozesse von Leber und Galle. Es wirkt bei Ratten als Antidot (Gegenmittel) gegen Schwermetalle. Weitere Studien stehen noch aus. Es erleichtert den alkoholbedingten „Katerschmerz".

8. **Desinfektion/Dekontamination**
   Im Vergleich zu Kochsalz ist die antimikrobielle Wirkung des Bambussalzes bei gleicher Salzkonzentration stärker.

9. **Antikanzerogene und entzündungshemmende Wirkung**
   Bambussalz wirkt Magen-Darm-Geschwüren entgegen, das wurde an Universitäten in China und Korea an 30 Probanden überprüft und nochmals bestätigt. In einer Veröffentlichung zum Bambussalz durch das Koreanische Jajugyoen Institut wurde ebenfalls festgestellt, dass es Entzündungen und zelluläre Tumorfaktoren reduziert.

10. **Positive Wirkung auf die Verdauung**
    Bambussalz hilft bei Verstopfung oder Durchfall.

11. **Magenübersäuerung**
    Bambussalz hilft bei Magenbeschwerden.

12. **Zahnsteinprophylaxe**
    Regelmäßiges Spülen mit alkalischem Bambussalz verhindert die Säurebildung im Mund, sodass sich kein Zahnstein bildet oder sich bereits vorhandener Zahnstein löst.

13. Das Dana-Faber Krebs Institut der Harvard Universität hat gezeigt, dass Bambussalz frei von Nebenwirkungen ist.

14. Bei Arteriosklerose und Diabetes führt Bambussalz zu einer deutlichen Verbesserung der Symptomatik.

Energiepotential: Reduzierendes Potential von Salzen

Beschreibung	Natursalz (Meer)	2-fach verarbeitetes Salz	9-fach verarbeitetes Salz / Puder	9-fach verarbeitetes Salz / kristallin
6 g/100 ml	+74 mV	-200 mV	-303 mV	-407 mV
10 g/100 ml	+9 mV	-240 mV	-308 mV	-424 mV
30g/100ml	+4 mV	-441 mV	-473 mV	-552 mV

Negative Werte bedeuten eine stärkere Reduktion. Allgemein gilt, dass ein reduzierendes System für einen Organismus hilfreich ist, während ein stark oxidatives System Schaden zufügt. Das neunfach gebrannte Bambussalz weist je nach Salzkonzentration ein reduzierendes Potential zwischen -407 mV und -552 mV auf.

Redoxpotential: Reduktive und oxidative Energie

Reduktion		Oxidation
-552 mV	0	820 mV
höhere reduktive Energie ◄		► höhere oxidative Energie

Bambussalz ist das einzige Salz mit antioxidativer Wirkung.

Bambussalz wirkt ganzheitlich:

- Es ist besonders reich an Mineralien (u.a. Magnesium, Kalzium, Kieselsäure) und Spurenelementen, aus diesem Grund kann es Mängel und Versorgungslücken ausgleichen.
- Es enthält wie Meersalz alle Elemente, die sich in der Zusammensetzung des Säugetiers finden.
- Es verfügt über das gesamte Frequenzmuster, das auch im menschlichen Körper vorkommt.
- Es hat einen ungewöhnlich hohen basischen pH-Wert, der einem Säureüberschuss und oxidativem Stress entgegen wirkt.
- Es hat stark reduzierende Eigenschaften und ist daher in der Lage, die fatalen Auswirkungen der aggressiven freien Radikale zu bremsen.
- Es wirkt Zivilisationserkrankungen entgegen, die in einer ungesunden Lebensweise begründet sind.

- Es kann Energiedefizite ausgleichen und gestörte Schwingungen harmonisieren.

Aufgrund seiner ungewöhnlichen Eigenschaften hatte das Bambussalz schon vor Hunderten von Jahren einen festen Platz in der Hausapotheke der buddhistischen Mönche. Das neunfach verarbeitete Salz wurde insbesondere bei Magen-Darm-Beschwerden, Erkältungs- und Infektionskrankheiten, eitrigen Verletzungen der Haut oder der Augen als Therapeutikum eingesetzt.

Der mengenmäßig am stärksten vertretene Mineralstoff im zweimal gebrannten Bambussalz ist Magnesium. 10 g Bambussalz enthalten 149 mg Magnesium, das entspricht dem Magnesiumgehalt von 100g Haselnüssen oder Erdnüssen und deckt 50 % unseres täglichen Tagesbedarfs an diesem Mineralstoff.

Das basische Magnesium gewährleistet die Funktion von ca. 300 Enzymen. Es befindet sich in der Muskulatur (Erregbarkeit von Nerven und Muskeln), in den Nieren, im Gehirn und im Blut. Magnesium ist wichtig für die Energiegewinnung und die Biosynthese unserer Erbsubstanz, der DNA.

Aufgrund einer Untersuchung *(Quelle: Prof. Leitzmann)* an mehr als 2000 Personen wird davon ausgegangen, dass ca. 50 % der Bevölkerung an einem Magnesiummangel leidet. Bei vielen schwerwiegenden Erkrankungen, gerade auch bei Herzrhythmusstörungen, kann die rechtzeitige Gabe von Magnesium (intravenös) die Sterblichkeitsrate durch Herzinfarkt deutlich reduzieren. Auch die Neigung zu Gerinnseln (Thromben) verringert sich durch Magnesium. Im Prinzip ist Magnesium bei allen Stoffwechselerkrankungen und während der Schwangerschaft anzuraten.

Nur eine konsequente Umstellung der Lebensgewohnheiten, die uns wieder Wesentliches von Unwesentlichem unterscheiden lässt, kann zu dauerhafter Gesundheit führen. Eine gesunde, abwechslungsreiche Ernährung spielt hierbei die größte Rolle.

Saure Schlacken und Ablagerungen können durch eine langfristig angelegte basische Ernährung mobilisiert werden, sodass einer Entsorgung nichts mehr im Wege steht. Trinken Sie während der Bambussalzaufnahme viel reines Wasser. Nur eine ausreichende tägliche Flüssigkeitszufuhr ermöglicht den Abtransport der gelösten Stoffe über Niere (Urin) und Haut.

Bambussalz hilft Magnesiummangel zu lösen

Ihr Problem	Gesundheitsziel	Was kann ich tun?*
Nächtliche Muskelkrämpfe	Durchschlafen, ohne plötzliche Muskelzuckungen	Täglich 2mal gebranntes Bambussalz, keine Überbeanspruchung, aber regelmäßige Bewegung
Menstruations-beschwerden	Schmerz-reduktion	Täglich 2mal gebranntes Bambussalz
Allergien	Linderung der Symptome, schönere Haut	Täglich 2mal gebranntes Bambussalz, in regelmäßigen Abständen 9mal gebranntes Bambussalz, Kräutertees, basische Bäder, Toxine ausscheiden
Nierensteine	Vermeidung oder Auflösung der Steine	Täglich 9mal gebranntes Bambussalz, viel dazu trinken, regelmäßig Kräuter-tees und „Bambuswasser“
Diabetes	Krankheit vermeiden	Täglich 9mal gebranntes Bambussalz, basische Ernährungsumstellung
Verstopfung	Regelmäßiger Stuhlgang	Täglich 2mal gebranntes Bambussalz, Ballaststoffreiche Ernährung
Herz-Kreislauf-beschwerden, Herz-rhythmusstörungen	Beschwerde-freiheit	Täglich 2mal gebranntes Bambussalz, regelmäßiger Gesundheitssport
Lebererkrankungen, Leberzirrhose	Krankheit mildern oder vermeiden	Täglich 9mal gebranntes Bambussalz

* siehe auch Kapitel 9

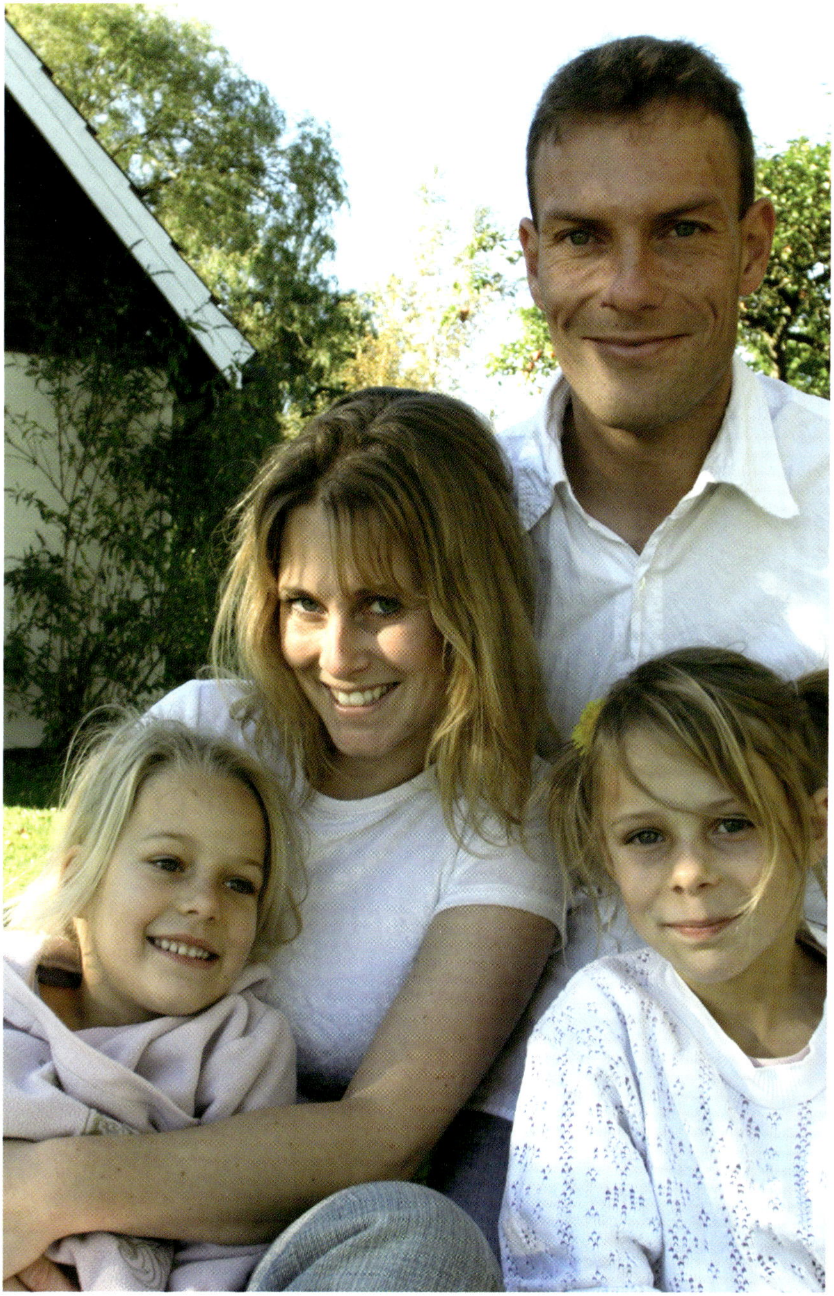

Frisch und gesund durch gesunde Ernährung mit Bambussalz

Gesundheit zeigt sich in Körper, Geist und Seele

Die Befreiung von Körperschlacken ist ein ganzheitliches Ereignis, das sich auch in Ihrer Haut wiederspiegelt. Schönheit kommt von Innen. Der Blick in Ihren Spiegel wird es Ihnen durch eine glatte und gut durchblutete Haut beweisen.

Ein wichtiger Tipp zu Ihrer Zahnpflege

Bereiten Sie sich eine gesättigte zweimal gebrannte Bambussalzlösung zu (siehe Seite 39), die einen festen Platz in der Nähe Ihrer Zahnbürste hat. Sprühen Sie sie nach jeder saueren Mahlzeit (auch bei dem Genuss von sauren Obstsäften, Kaffee usw.) einige Male in den Mund. Auf diese Weise verändert sich der saure pH-Wert Ihrer Mundschleimhaut wieder ins alkalische Milieu, sodass Sie keine Säurebakterien fürchten müssen, die Zahnstein oder Karies verursachen. Verlangt es Ihr Gesundheitszustand, ist eine 15%ige neunmal gebrannte Bambussalzlösung das Mittel der Wahl. Bambussalz verhindert effektiv ein Pilzwachstum in der Mundhöhle.

Lebendiges Bambussalz ist nicht nur gesund, sondern auch schmackhaft. Das zweimal verarbeitete Salz können Sie sowohl zur Körperpflege (siehe Kapitel 8, 9) als auch in der Gourmet-Küche verwenden. Das kostbare Bambussalz eignet sich sehr gut zum Würzen Ihrer Speisen – Sie werden von dem mildaromatischen Geschmack begeistert sein! Und die entscheidende Prise Bambussalz stellt sicher, dass Sie und Ihre Familie sich ganzheitlich ernähren.

Auch Ihre Pflanzen und Küchenkräuter werden sich über die mineralstoffreiche, energiespendende Nährlösung freuen. Geben Sie einfach einen Tropfen „Bambuswasser" (siehe auch Kapitel 6, Seite 39) ins Blumenwasser. Gesunde Kräuter reichen die gespeicherten Energien an Sie weiter.

Bambussalz energetisiert Wasser
Eine kleine Prise Bambussalz genügt, um einen Liter Wasser zu energetisieren!

Übrigens: Bambussalz und die würzigen Winzlinge sind ein gutes Gespann. Im Bambussalz schwingt das Frequenzmuster aller beteiligten Elemente aus dem Meersalz, dem Bambusholz, der gelben Erde, und so auch das Frequenzmuster der sekundären Pflanzenstoffe. Sekundäre Pflanzenstoffe schützen gegen die negativen Umwelteinflüsse, beispielsweise schädliche Sonnenstrahlen, Gifte, aber auch gegen die Angriffsversuche von Bakterien, Viren oder Parasiten. Aus der ganzheitlichen Sicht des Naturheilkundigen ist die Heilkraft der Pflanzen so perfekt wie die Natur selbst. Salze steuern die Vegetation von Pflanzen. Salze und Pflanzen ermöglichen das Leben der Tiere und Menschen. Das phytotherapeutische Wirkspektrum einer Pflanze ist sehr breit angelegt, während in der klassischen Medizin ein Medikament stets auf nur ein spezielles Zellsystem ausgerichtet ist. Pflanzen sind wie das Bambussalz Alleskönner. Der Informationsgehalt der organischen Salze beeinflusst den Stoffwechsel des menschlichen Organismus. Das System Mensch benötigt das System der Natur, um sich gesund zu erhalten. Die verwandtschaftliche Verknüpfung zwischen Pflanze und Mensch ist mehr als nur eine flüchtige Beziehung ohne Folgen.

Bedauerlicherweise ignorieren viele Menschen das lebendige, mitdenkende Angebot der Schöpfung. Machen Sie noch heute einen Anfang und vertrauen Sie sich der universellen Heilkraft der Natur an.

„Krankheiten befallen uns nicht aus heiterem Himmel, sondern entwickeln sich aus täglichen Sünden wider die Natur. Wenn sich diese gehäuft haben, brechen sie unversehens hervor."
(Hippokrates)

So aktivieren Sie Ihre Selbstheilungskräfte

„Gott spricht in dem Menschen, denkt in den Tieren, träumt in den Pflanzen und schläft in den Steinen". Machen Sie es ihm nach, träumen Sie sich in den Fluss der Nährstoffe und partizipieren Sie von den Selbstheilungskräften, die Ihnen die Schöpfung geschenkt hat.

Die Evolution hat im Laufe von Millionen Jahren die Natur mit einem Schutzschild von sekundären Pflanzenstoffen ausgestattet, die unsere Selbstheilungskräfte stärken und noch zusätzlich das Immunsystem unterstützen.

Ein von der Natur abgewandter Lebensstil, aber auch Umweltgifte sind schleichende Prozesse, die sich mittelfristig in Zivilisationserkrankungen und Krebs äußern. Da wir nur wenig Einfluss auf unsere Umweltbedingungen nehmen können, haben wir nur ein gute Chance gesund zu bleiben, indem wir die Gesundheit selbst in die Hand nehmen und uns über Möglichkeiten informieren, einen Weg aus (s)einer Krise zu finden oder die Krankheit schon im Vorfeld durch Beachtung einiger „Lebensregeln" zu vermeiden suchen.

Welche Hilfen schenkt uns die Natur?

Alle Nutz- und Wildpflanzen verfügen über spezielle Antioxidantien, die in der Lage sind, zellschädigende, so genannte freie, aggressive Radikale zu neutralisieren, indem sie ihren Elektronenreichtum an die angriffslustigen Elektronenräuber weitergeben und so der Zellzerstörung entgegenwirken.

Pflanzliche Lebensmittel müssen dem Körper also reichlich zugeführt werden, damit die Überbelastung von freien Radikalen unter Kontrolle gehalten und säurebildende Lebensmittel, beispielsweise tierische Kost wie Fisch, Fleisch, Eier oder Milchprodukte abgepuffert werden.

Eine Ernährungsumstellung fällt vor allem im Frühjahr leicht, wenn die ersten, zarten Wildkräuter aus dem Boden sprießen, zum Beispiel der Löwenzahn oder die Brennnessel. Basenbildend ist fast alles frische Obst und Gemüse: Kartoffeln, Mais, Sellerie, Spinat, Hülsenfrüchte, Hirse, Spargel usw., Bananen, reife Äpfel, Birnen und Orangen. Zu den wichtigsten Antioxidantien zählen das Provitamin A, die Carotinoide, Vitamin E und Vitamin C, Folsäure sowie einige Enzyme und Mineralien.

Antioxidantien tragen dazu bei

- Das Krebsrisiko zu senken
- Die Bildung freier Radikale oder anderer schädigender Moleküle zu hemmen (antioxidative Wirkung)
- Das Immunsystem zu stärken (immunmodulatorische Wirkung)
- Vor Infektionen zu schützen (antimikrobielle Wirkung)
- Den Cholesterinspiegel und Blutzuckerspiegel zu senken bzw. auszugleichen, d.h. sie schützen vor Herz- und Gefäßerkrankungen.

Wie kann ich meinen Lebensstil ändern und meine Gesundheit fördern?

Es gibt immer wieder Lebensphasen, in denen uns mehr als üblich abverlangt wird, oder wir schwer erkranken.
In diesen Zeiten ist eine vielseitige, pflanzliche Ernährung ein zentraler Punkt von großer Bedeutung. Inzwischen gibt es viele Alternativen zu der sogenannten „Hausmannskost“ bzw. gutbürgerlichen, zumeist ungesunden Küche. Lassen Sie sich zum Beispiel von der Mittelmeerkost (Kretadiät) mit viel frischem Grün, Tomaten, Schafskäse, Knoblauch, Olivenöl und Zitrone inspirieren. Genießen Sie dazu Fisch oder ein wenig Fleisch von Tieren aus artgerechter Aufzucht.

Bei einer ausgeglichen Ernährung sind Obst und Gemüse ein wichtiger Bestandteil

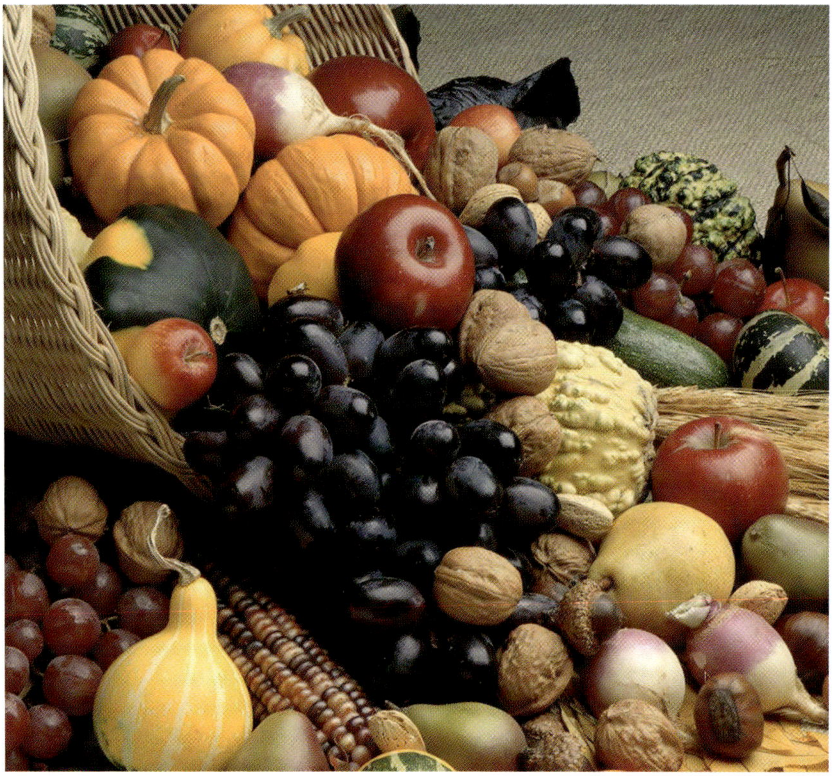

Achten Sie auf einen hohen Rohkostanteil, er sollte mindestens ein Drittel, möglichst aber die Hälfte der täglichen Nahrung ausmachen.

Zur Rohkost kann ich das Buch *„Roh-Köstlichkeiten für Genießer"* von *Gabriele Mauz* empfehlen. Gelingt es Ihnen nicht, den Rohkostanteil drastisch zu erhöhen, versuchen Sie es mit frisch gepressten Obst- und Gemüsesäften, die zeichnen sich durch eine große Nährstoffdichte aus *(Dr. Bärbel Rudolph: „Kraft im Saft", Dr. Norman Walker: Frische Frucht- und Gemüsesäfte, Waldthausen Verlag)* und sind außerdem die besten Basenspender, die Ihr Stoffwechsel benötigt, um eine säurelastige Ernährung auszugleichen.
Die Gemüsesäfte können Sie sehr gut mit Bambussalz würzen. Manche Ernährungsfachleute empfehlen, insbesondere reine Grünsäfte im Verhältnis 1:1 (zuckerreiche Obstsäfte 1:2) zu verdünnen. Dazu nehmen Sie idealerweise basisches „Bambuswasser".

Gesundes Bambussalz-Wasser stellen Sie täglich selbst her, indem Sie reines Osmosewasser mit ein wenig basischem Bambussalz versetzen. Zur allgemeinen Gesundheitsprophylaxe reicht zweimal gebranntes Salz völlig aus.

Zur Bewältigung einer Krankheit bietet das neunmal gebrannte Bambussalz zusätzlich einen antioxidativen Schutz, der Ihnen hilft, gestörte Zellfunktionen in den gesunden Schwingungszustand zurückzuversetzen.

Wichtige Begleiter einer jeden gesunden Ernährung sind hochwertige, kalt gepresste Öle mit vielen ungesättigten Omega-Fettsäuren. Sehr gute Öle sind Leinöl sowie Hanföl, aber auch das köstlich nussige Arganöl. Inzwischen gibt es auch eigens zusammengestellte Öle in einer Mischung, die sich aus einem ernährungsphysiologisch optimalen Fettsäureverhältnis zusammensetzen.

Ein sommerlicher Salat mit einem Tropfen Argonöl intensiviert den Geschmack

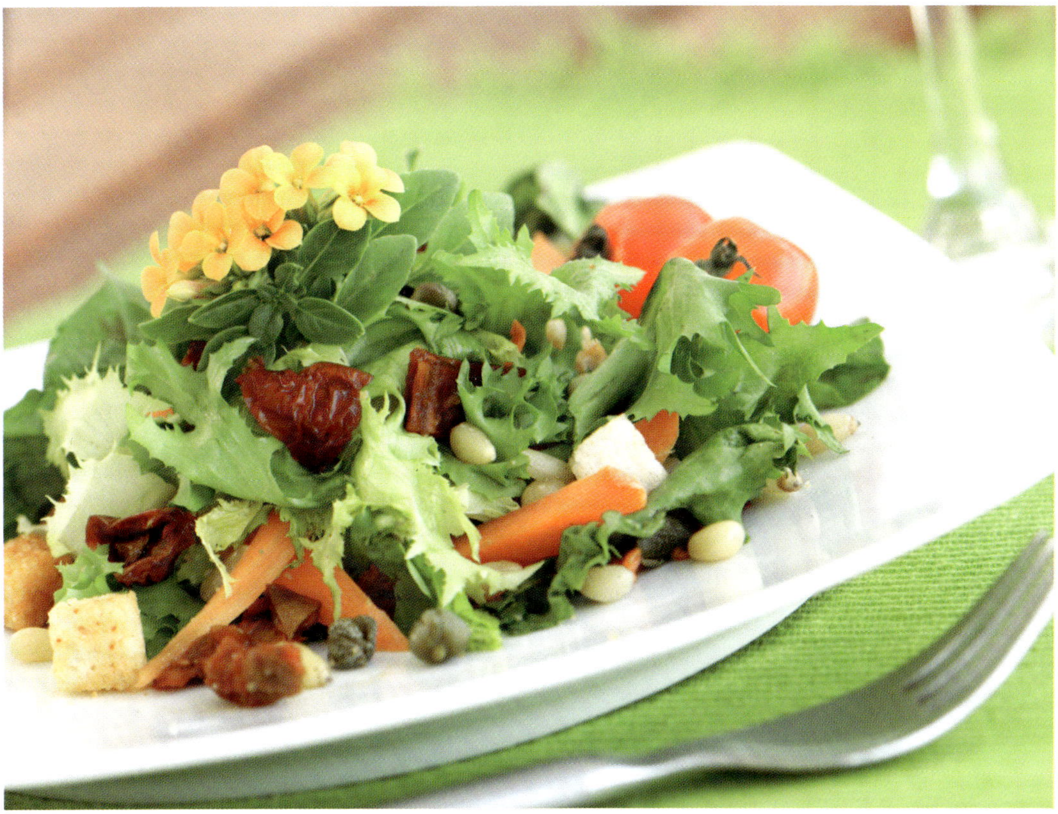

Einem gesunden Essen liegt immer eine Lebens- bzw. Ernährungsphilosophie zugrunde, die vor allem in der Ernährungsmedizin der Traditionellen Chinesischen Medizin (TCM) eine wesentliche Rolle spielt. Desgleichen ist auch in der Ayurveda – die Kunst gesund zu leben und sanft zu heilen – Ernährung ein Teilaspekt einer therapeutischen Heilbehandlung.
Gerade in Zeiten der Neuorientierung Ihrer Lebensgewohnheiten werden Sie hier auf eine Fülle von Ideen stoßen und die Chancen einer ganzheitlichen Lebensführung erkennen. Einen guten Überblick über alternative Ernährungsformen vermittelt Ihnen der Ernährungswissenschaftler *Prof. Leitzmann (C. Leitzmann: „Alternative Ernährungsformen", Hippokrates Verlag).*

Jeder Ernährungswechsel, vor allem auch die Umstellung auf Bambussalz bewirkt eine feinstoffliche Veränderung. Bambussalz aktiviert Ihren Stoffwechsel, natürlich auch den Gehirnstoffwechsel. Durch den Fluss der basischen „Lebenssalze" werden Sie sich wieder konzentrieren können, sich insgesamt ausgeglichener fühlen und vor allem besser gelaunt sein, da Sie den täglichen Stress jetzt besser bewältigen können!

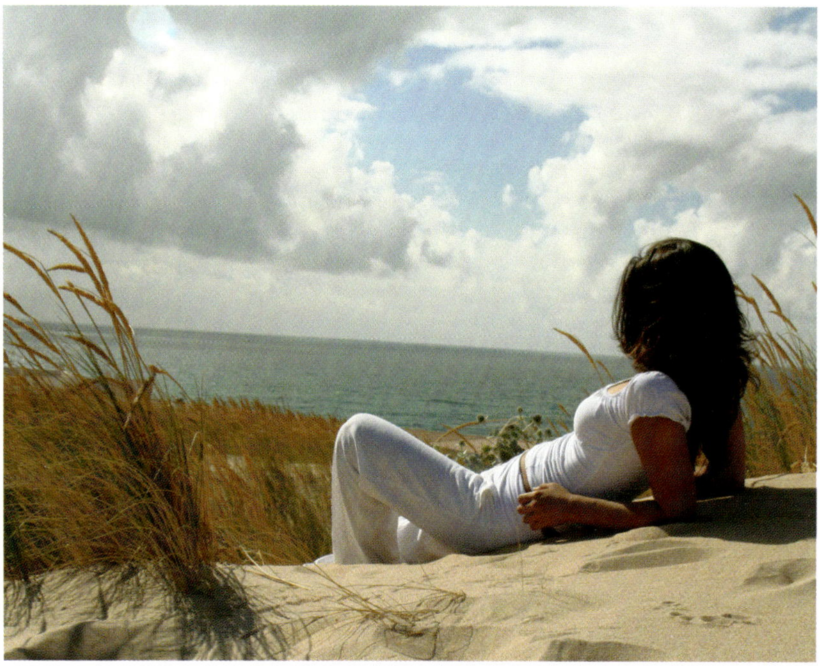

Nach der Umstellung auf Bambussalz lässt sich der alltägliche Streß besser bewältigen

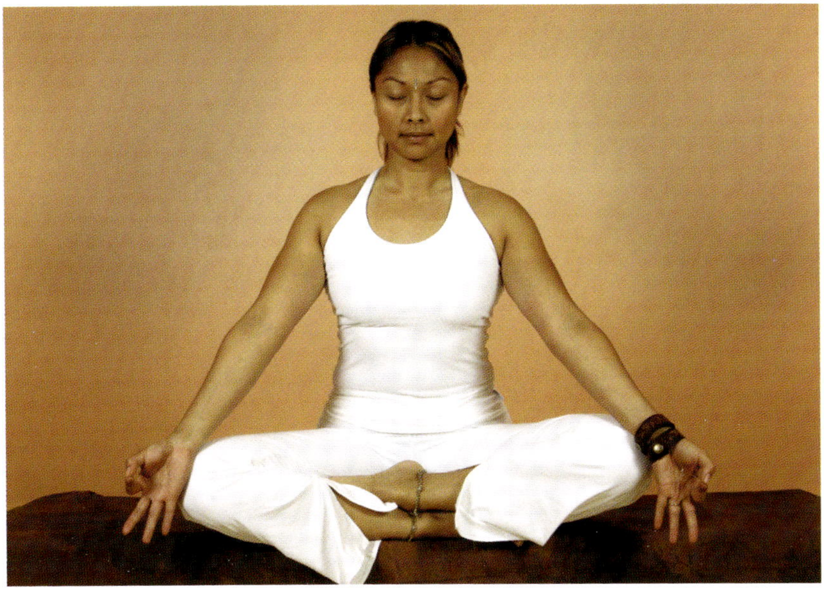

Durch sportliche Aktivitäten bereichern Sie Ihren Körper und Ihre Seele

Eine ganzheitliche Lebens- und Ernährungsweise ist die beste Prophylaxe für Leib und Seele

- Versorgen Sie sich täglich mit reichlich Enzymen, Vitaminen, Mineralien und Antioxidantien
- Insbesondere Rohkost bietet unverfälschte Nährstoffe und sollte unbedingt die tägliche Nahrung ergänzen
- Genießen Sie hochwertige, kaltgepresste, essentielle Fettsäuren (Öle)
- Trinken Sie ausreichend reines Wasser. Idealerweise versorgen Sie sich täglich zur Regulierung Ihres Säure-Basen-Haushaltes mit 1 ½ Liter basischem, mineralstoffreichem „Bambussalz-Wasser“
- Vermeiden Sie Übersäuerung durch zu viel tierische Kost, zubereitete Lebensmittel, Alkohole oder Limonaden
- Halten Sie sich durch Bewegung fit
- Entschlacken und pflegen Sie Ihren Körper regelmäßig mittels basischer Körperpflege
- Reinigen Sie regelmäßig Ihren Darm, so aktivieren Sie Ihr Immunsystem
- Glauben Sie an die Macht der positiven Gedanken
- Reduzieren Sie Ihren Stress durch Meditation, Yoga oder Phantasiereisen
- Erfreuen Sie Ihre Augen, Ihren Geruchsinn und Ihre Geschmacksnerven, fördern Sie Ihre Selbstheilungskraft mit allen Ihren Sinnen.
  Auch die Liebe stärkt die Ressourcen.

Immergrüner Bambus

In Japan ist er ein Symbol für Reinheit, in Indien und Korea steht er für Freundschaft, in China für ein langes Leben: der Bambus.

Zur Familie der Süßgräser gehörend, ist der immergrüne Bambus die größte Grasart weltweit. Man findet ihn in nahezu allen Erdteilen, aber seinen Ursprung hat er in den tropischen und subtropischen Teilen Asiens. Etwa 2000 Bambusarten sind bekannt, von denen die größte (Moso Bambus) bis zu 50 m hoch wird, mit Halmen von über 30 cm Durchmesser. Bambus kann für botanische Verhältnisse atemberaubend schnell wachsen, nämlich je nach Art und Standort 20-40 cm am Tag, wobei sich seine Halme teleskopartig auseinander schieben.

In den asiatischen Ländern gehört Bambus zum täglichen Leben und wird in vielfältiger Weise genutzt, ob als Baumaterial, Musikinstrument oder Waffe. Bambus ist erstaunlich widerstandsfähig und doppelt so stark wie Stahl. Bauingenieure verwenden Bambusgitter als Unterbettung für Asphaltstraßen, in vielen Ländern wird Bambus als Stahlersatz verwendet. Generationen von Köchen benutzen Bambusgeschirr.

Dem Bambus haften viele Mythen an, er hat eine besondere Eigenart, es ist die geheimnisvolle Uhr, die in ihm tickt. Alle Ableger derselben Pflanze blühen zur selben Zeit, auch wenn sie auf die andere Seite des Erdballs verfrachtet werden. Nach der Blüte bilden die verschiedenen Arten Samen und sterben ab.

Auch als Lebensmittel wird er sehr geschätzt und als Sprosse, Bambusherz oder Bambusgetränk verzehrt. Aus ernährungsphysiologischer Sicht ist Bambus ein überaus wertvolles Nahrungsmittel, da es alle lebenswichtigen Nährstoffe enthält. Dies beweist uns der Pandabär (auch Bambusbär genannt): Er ernährt sich fast ausschließlich von Bambussprossen, -blättern und -halmen. Forscher aus Japan haben in pulverisierter Rinde Antioxidantien entdeckt, die das Bakterienwachstum hemmen. Das bedeutet, Bambus könnte als natürliches Konservierungsmittel dienen.

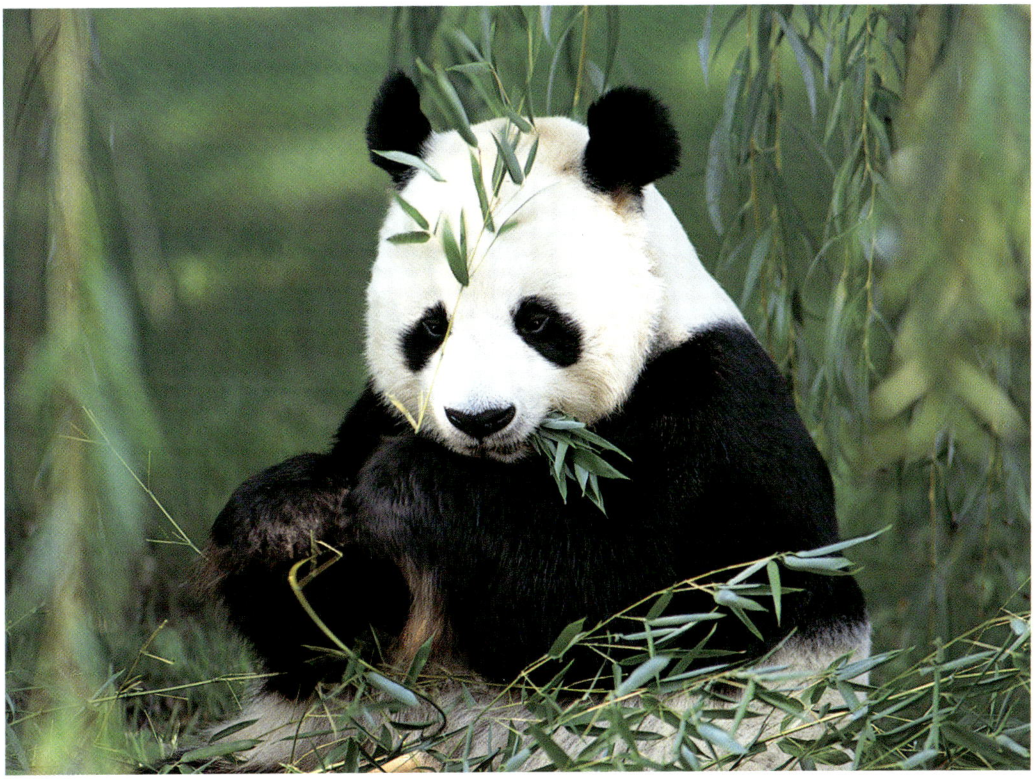

In der traditionellen asiatischen Medizin werden dem Bambus unübertreffliche Eigenschaften zugeschrieben. So sollen z.B. zwei Eigelb, langsam in einem frischen Bambusrohr gekocht, zusammen mit dem dabei austretenden Saft unfehlbar gegen Asthma, Bluterbrechen und Hämorrhoiden helfen. Auch zur Wundreinigung, bei Frauenleiden oder Magenbeschwerden kommt er zum Einsatz. Das sogenannte „Tabashir", eine Ansammlung von Kieselsäure („Siliziumknolle"), die der Bambus im Inneren seiner Halme bildet, wird seit Jahrhunderten gegen Vergiftungen eingesetzt. Früher wurde „Tabashir" sogar mit Gold aufgewogen. Heute weiß man, dass Kieselsäure Giftstoffe im Magen absorbiert. Synthetisch hergestellt, wird sie inzwischen überall auf der Welt bei Vergiftungen verabreicht.

Neben der Kieselsäure enthält Bambus alle essentiellen Aminosäuren, Mineralien und wichtige Vitalstoffe. Besonders hervorzuheben ist der sekundäre Pflan-

Der Pandabär:
Sein Tisch ist nur mit Bambus gedeckt

zenstoff Phenol: Phenole sind aromatische Verbindungen, die keimhemmend (bakteriozid und bakteriostatisch) wirken. Ihre wichtigste Bedeutung für die Gesundheit liegt in ihrer Wirkung als hocheffektive Antioxidantien.

Den höchsten Phenolgehalt weist die Bambusrinde auf (3,23 %). Doch konnte in einer koreanischen Studie durch ein spezielles Messverfahren (DPPH) nachgewiesen werden, dass alle extrahierten Bambusteile (Blätter, Rinde, inneres Häutchen und Xylem) elektronenspendende Eigenschaften von über 60 % besitzen. Weiteres Ergebnis der Untersuchung war, dass Bambusrinde zu über 95 % das körperschädigende Enzym Lipoxigenase hemmt.

Eine weitere koreanische Studie zeigte, dass Bambus in seiner antibakteriellen Wirkung (z.B. gegen Listerien) der Benzoesäure ähnlich ist. Diese dient der Konservierung von Lebensmitteln und wurde ursprünglich aus dem Harz einer indonesischen Baumart (Siam-Benzoe und Sumatra-Benzoe) gewonnen.

Nicht zuletzt lässt der Bambus aber wegen seiner Anmut und Schönheit das Herz vieler Naturliebhaber höher schlagen:

„[...] Das ganze Jahr ist er grün und immer in Bewegung mit seinen vielen tausend kleinen Blättern. Mit der ganzen Gestalt antwortet er auf die atmosphärischen Bedingungen: ganz leise raschelt er in der kaum bewegten Luft, er duckt sich unter prasselndem Regen, wird hin und her gezaust vom Wind, welcher um die Hausecke bläst. Es kann stürmen, wie es will, noch nie fand ich einen abgebrochenen Trieb. Der Winter bedeckt ihn mit Schnee. Keinen Widerstand bietet er den fallenden Flocken. Diese beugen ihn mit ihrem Gewicht, bis er am Boden liegt. Aber kaum ist der Schnee wieder fort, stehen die Bambushalme wieder in ihrer alten Aufrechte da [...].“

Textausschnitt von Peter Lange (http://www.schulgarten.ch/texte/bambus.htm)

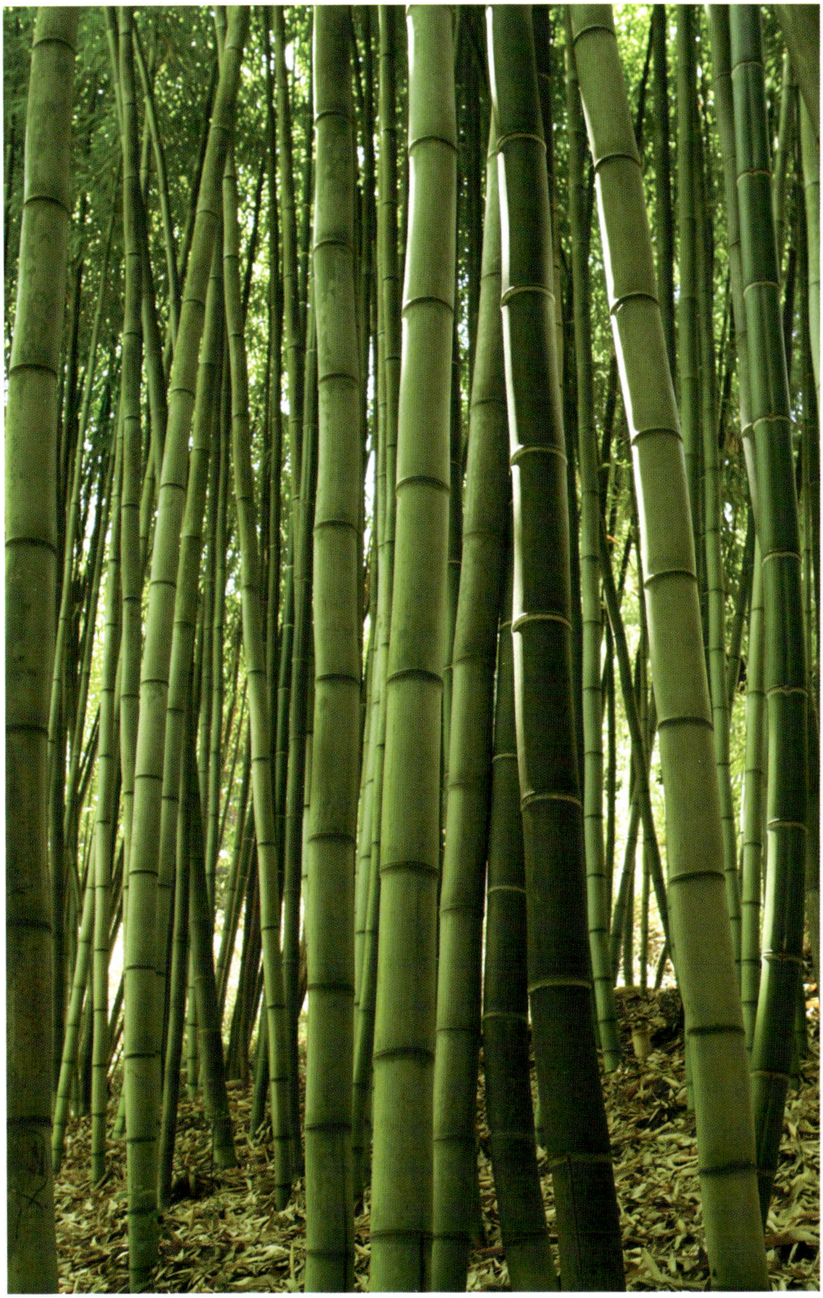

Immergrüner Bambus, zur Familie der Süßgräser gehörend, ist die größte Grasart weltweit

Notfallapotheke Bambussalz

Wie in den vorangehenden Kapiteln deutlich geworden sein sollte, ist ein kritischer Umgang mit handelsüblichem Kochsalz mehr als angezeigt. Unsere Empfehlung lautet daher, ganz auf dessen Verwendung zu verzichten und Speisen ausschließlich mit Kräutern und Bambussalz zu würzen. Dies schließt selbstverständlich auch den weitgehenden Verzicht auf unsere größten Kochsalzlieferanten, die zubereiteten Nahrungsmittel, ein.

Dank des Bambussalzes wird der Körper in die Lage versetzt, sich aus eigener Kraft von krankmachenden Faktoren zu trennen. Es setzt eine Entgiftung ein, die teilweise zunächst unangenehme Effekte mit sich ziehen kann.
Haben sich etwa durch eine ungesunde Ernährung zu viele Fäulnis- und Gärungsgase im Darm angesammelt, so wird der Körper zu Beginn der Bambussalztherapie eventuell mit Durchfall reagieren, um die so dringend erforderliche Reinigung des Darms herbeizuführen. Leidet der Organismus an Ablagerungen in Organen und Gelenken, die für Gicht, Rheuma, Gallen- oder Nierensteine verantwortlich sein können, werden diese durch das Bambussalz zersetzt und zur Ausscheidung gebracht (bitte viel trinken!), was gelegentlich mit Schmerzen verbunden sein kann. Immerhin befreit sich Ihr Körper von negativen Begleiterscheinungen einer Zivilisationskrankheit, die auf eine Fehlernährung zurückzuführen ist.
In jedem Fall befindet sich ihr Körper auf dem richtigen Weg – dem Weg der Gesundheit.

Stellen Sie Symptome einer Erstverschlechterung bei sich fest, reduzieren Sie die Einnahme vorübergehend auf ein Drittel der gewohnten Dosis. Erstverschlechterungssymptome sind von vorübergehender Natur und haben nichts mit den Nebenwirkungen eines Medikaments zu tun.

So wenden Sie Bambussalz richtig an

Das kostbare neunmal gebrannte Bambussalz wird im Allgemeinen innerlich angewendet. Es dient als Therapeutikum zur Reinigung, Kräftigung und

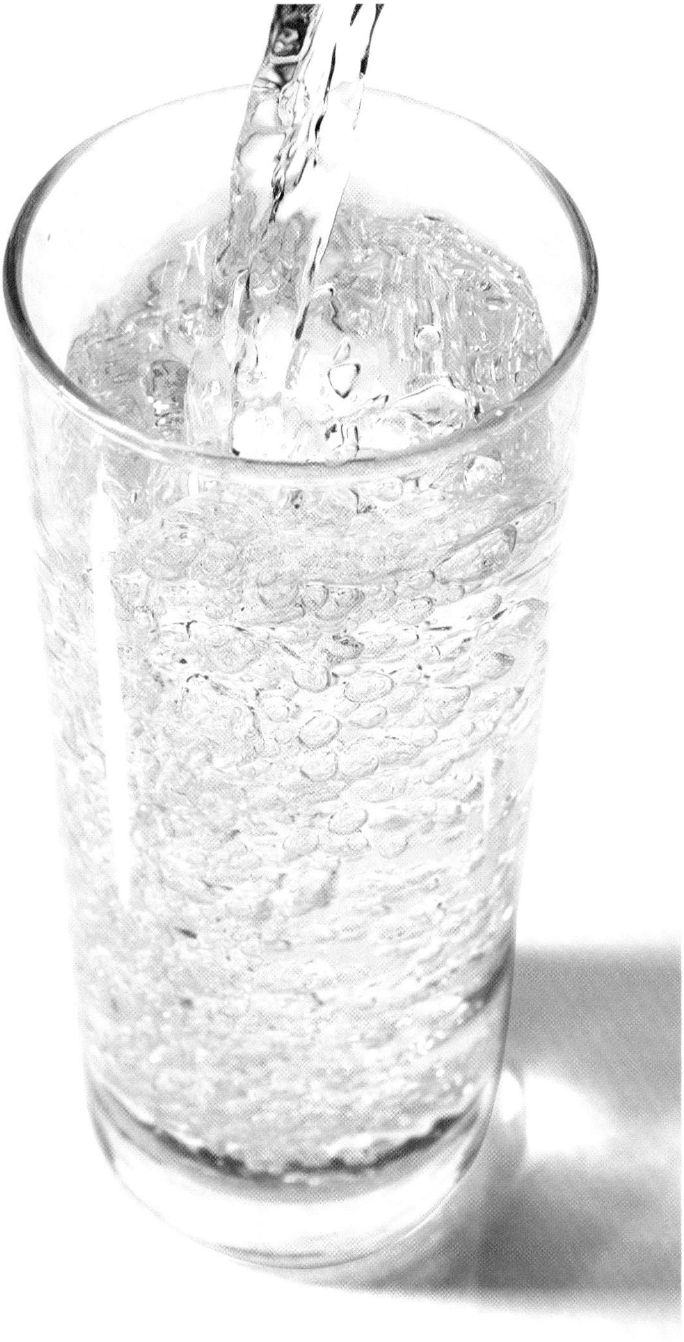

Bei auftretenden Nebenwirkungen sollten Sie sehr viel Flüssigkeit zu sich nehmen

Regeneration des gesamten Organismus. Das zweimal gebrannte Bambussalz wird bei äußerlichen Anwendungen wie Auflagen, Inhalationen, Spülungen oder Einreibungen eingesetzt. Es hat sich sowohl bei der Behandlung akuter Beschwerden als auch als basisches Hautpflegemittel bewährt. Aufgrund seines feinwürzigen Geschmacks ist es zudem hervorragend zum gesunden Würzen von Speisen geeignet.

Bitte beachten Sie:
Zur äußerlichen Anwendung können Sie je nach Bedarf zwischen Bambussalz, Meersalz, Himalaya-/Steinsalz oder einem basischen Badesalz wählen. Das basische Badesalz, in der Regel mit einem pH-Wert von 8,5 oder mehr entfaltet seine entschlackende Wirkung erst unter einer längeren Badezeit von 45 Minuten bis zu einer Stunde oder länger. Bambussalz ist sicherlich als Mittel der Wahl zur Hautentgiftung vorzuziehen, wäre da nicht das finanzielle Budget, nach dem man sich richten muss.

Gesund und entspannend ist jede Form der äußerlichen Salzanwendung.
Und noch etwas: Bambussalz ist auch in einer etwas höheren Konzentration für Schleimhäute vorzüglich verträglich, bei allen anderen Salzen ist bei der Schleimhautanwendung unbedingt eine 1%ige Lösung zu verwenden.
Eine Bambussalzzubereitung sollte bei der Schleimhautanwendung (Augenbad, Nasenspülung) immer zuerst gefiltert werden, da noch Schwebestoffe darin enthalten sein können. Lassen Sie die Lösung einfach durch einen Kaffeefilter laufen. Starten Sie mit 1%iger Lösung und probieren Sie ruhig auch eine höhere Konzentration aus, gerade bei Infektionen. Sie werden feststellen, dass Bambussalz stets sanft zu Ihren Schleimhäuten ist.

Neunmal gebranntes Bambussalz wird am besten über den Speichel aufgenommen. Wird es von der Mundschleimhaut resorbiert, kann es seine antioxidative und entschlackende Wirkung augenblicklich entfalten.
Lassen Sie daher 2-5mal täglich 1 g Bambussalz (ca. 1/2 Teelöffel) im Mund zergehen, möglichst 30-40 Minuten vor und nach jeder Mahlzeit sowie vor dem Zubettgehen.

Der Geschmack des Salzes ist zu Beginn etwas gewöhnungsbedürftig, deshalb empfiehlt es sich bei der erstmaligen Einnahme, das Bambussalz zuvor in lauwarmem Wasser zu lösen, um es dann kalt zu trinken. Als Lösungsmittel oder Nachtrunk ist jeder Gemüsesaft geeignet.

Tipp: Neunmal gebranntes Bambussalz schmeckt hervorragend in Tomatensaft!

Generell sollte begleitend zur Einnahme stets ausreichend getrunken werden. Nur so können durch das Salz gelöste Giftstoffe auch aus dem Körper ausgeschieden werden. Vielleicht liegt es außerhalb Ihrer Vorstellungskraft, auch nur eine Messerspitze Salz in Ihrem Mund hin und her zu bewegen. Vergessen Sie den Kochsalzgeschmack – neunmal gebranntes Bambussalz ist milde, brennt nicht und schadet der Mundschleimhaut garantiert nicht.

Das zweimal gebrannte Bambussalz kommt äußerlich in Form von Waschungen zum Einsatz. Das stark antioxidativ wirkende neunmal gebrannte Bambussalz wird in Korea und Japan im allgemeinen als Heilsalz innerlich angewendet, da es hier bei vielen Erkrankungen deutlich krankmachende Symptome lindert und entzündliche Prozesse hemmt.

Ein letzter Hinweis zum allgemeinen Gebrauch von Bambussalz

Innerliche Anwendung mit neunmal gebranntem Bambussalz: Die Anwendung von Bambussalz ist im Gegensatz zu Kochsalz absolut harmlos. Ihre Mundschleimhaut verträgt das reine, kristalline Salz.

Äußerliche Anwendung mit zweimal gebranntem Bambussalz: Zur äußerlichen Anwendung gehören Augen- und Nasenspülungen. Hierbei sollte das Bambussalz gefiltert werden.

Richten Sie die Dosierung nach Ihrem Wohlbefinden. Starten Sie mit 1-3 %, testen Sie je nach Anwendung die 15%ige bis 26%ige Lösung.

Bambussalz mit seinem alkalischen pH-Wert von über 10 fördert Ihre Gewebeentsäuerung. Ihr Körper wird sich nach regelmäßiger Anwendung wie neu geboren fühlen.

Herstellung einer Salzlösung:

Um eine **1%ige** Lösung zu erhalten, lösen Sie
- 1 g Salz in 100 ml Wasser bzw.
- 10 g Salz in 1 Liter Wasser bzw.
- 100 g Salz in 10 Litern Wasser bzw.
- 1 kg Salz in 100 Litern Wasser.

Bei ca. **26 % (26g in 100 ml)** ist eine Salzlösung gesättigt, d.h. nicht gelöstes Salz bleibt als Bodensatz in dem Behälter mit der Salzlösung bestehen. Hieraus entwickeln Sie auch die sogenannte Salzsole:
Im allgemeinen wird 1 TL Sole auf 125 ml reines Wasser gegeben.

Optimalerweise verwenden Sie zur Herstellung der Salzlösung ein reines Quell- oder Osmosewasser.

Eine Salzlösung ist unbegrenzt haltbar und steril, d.h. es können sich keine Keime darin vermehren. Sie können sie in einem verschließbaren Gefäß aufbewahren.

Die Salzlösung in der Anwendung

1%ige Lösung

Tägliche Waschungen einer gesunden Haut sind mit 1%iger Bambussalzlösung optimal. Es entfernt negative Energie und wirkt den ganzen Tag über erfrischend, gerade auch bei sportlicher Betätigung.

3-10%ige Lösung

Diese Konzentration empfiehlt sich bei Wickeln und Auflagen (z.B. Salzsocken, Salzhemd, Wadenwickel, Leberwickel). Sie können die Salzkonzentration aber bei Bedarf bis zu 10 % steigern. Das gilt auch für Bambussalz.

26%ige (gesättigte) Lösung

Für Halswickel bei Halsschmerzen, Einreibungen (z.B. von Pickeln, Herpesbläschen oder Warzen), aber auch zur Kräftigung von Haar und Kopfhaut kann eine 15-26%ige Konzentration gewählt werden. Das gilt auch für Bambussalz.

Lesen Sie im folgenden, bei welchen Krankheiten und Beschwerden sich insbesondere die Behandlung mit Bambussalz bewährt hat und wie diese erfolgt.

Halsschmerzen

Bei Entzündungen im Hals- und Rachenbereich ist es hilfreich, mehrmals täglich mit einer 1%igen Salzlösung zu gurgeln. Bei Verwendung von Bambussalz empfiehlt sich eine 10-15%ige Lösung, die sich als sehr wirkungsvoll erweist. Das Bambussalz befeuchtet den Rachen, desinfiziert die entzündete Schleimhaut und schwemmt Bakterien und Viren heraus, die Halsschleimhaut regeneriert sich schneller.
Auch die Anwendung von kalten Halswickeln ist empfehlenswert. Dazu ein Tuch mit 26%iger Salzlösung befeuchten und um den Hals legen. Anschließend trockenes Handtuch darum wickeln und 1 Stunde einwirken lassen.

Bambussalz kann natürlich auch vorbeugend zum Schutz vor Infektionen und Heiserkeit angewendet werden. Lösen Sie mehrmals täglich etwa 1/2 Teelöffel Bambussalz in Ihrem Mund und lassen Sie den Speichel langsam den Rachen hinuntergleiten.

Schnupfen, Nasennebenhöhlenentzündung und Mittelohrentzündungen

Schnupfen kann schnell zu einer Nasennebenhöhlenentzündung führen, wenn die Schleimhäute anschwellen und das gebildete Sekret nicht mehr ungehindert abfließen kann. Nasenspülungen mit (Bambus-)Salzlösung sind als abschwellende und reinigende Maßnahme

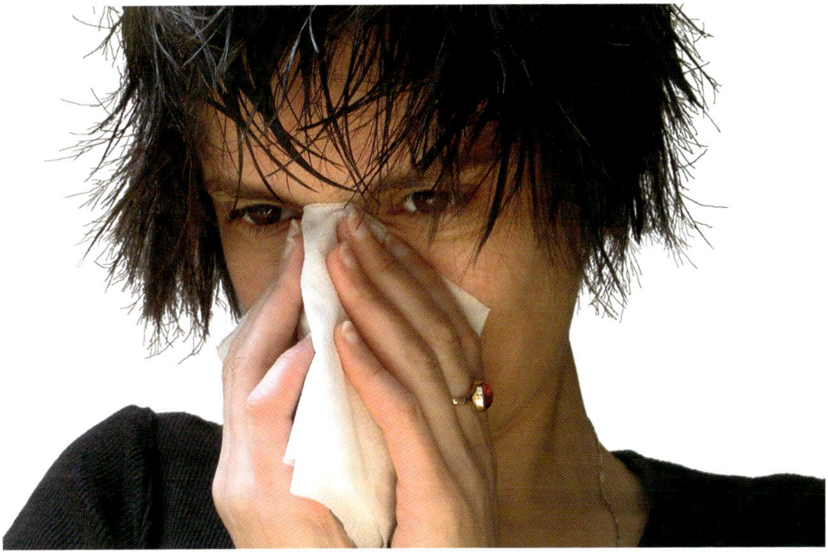

Mit Hilfe von Bambussalz wird Ihre Erkrankung schneller auskuriert

uneingeschränkt zu empfehlen, da sie im Gegensatz zu vielen gängigen Nasentropfen die Schleimhäute befeuchten, anstatt sie auszutrocknen. Eine gut befeuchtete Nasenschleimhaut ist resistenter gegen Viren und Bakterien und in der Lage, sich schnell zu regenerieren.

Verwenden Sie zur Nasenspülung eine 3-10%ige Bambussalzlösung. Die Spülung wird am besten mit einer Nasendusche (Nasenspülkanne) durchgeführt. Bei einer Mittelohrentzündung können Sie zusätzlich mehrmals täglich den Gehörgang mit einem in der Salzlösung getränkten Wattebausch betupfen.

Anleitung zur Nasenspülung mit Bambussalz:
Lösen Sie 3 Gramm Salz in 100 ml lauwarmem Osmosewasser und befüllen Sie damit die Nasendusche. Halten Sie den Kopf über das Waschbecken und setzen Sie die Nasendusche bei geschlossenem Mund an das eine Nasenloch an. Nun neigen Sie den Kopf leicht zur Seite und lassen die Flüssigkeit in das Nasenloch einlaufen und aus dem anderen wieder auslaufen.
Diesen Vorgang wiederholen Sie mit dem anderen Nasenloch.

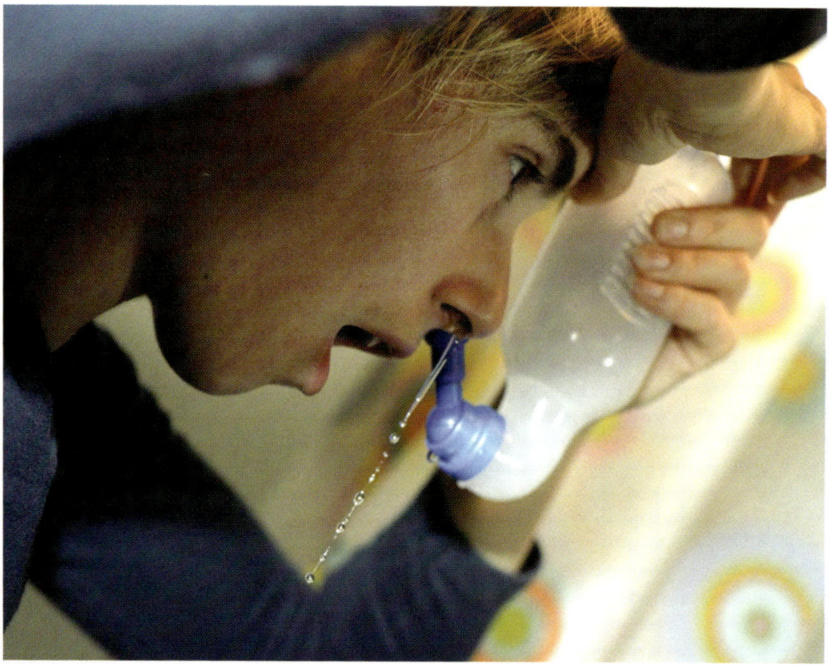

Eine Nasenspülung mit Bambussalz ist ideal zur Linderung der anschwellenden Schleimhäute

Bindehautentzündung, allergische Augenentzündungen

Bindehautentzündung (Konjuktivitis) ist eine weit verbreitete akute Augenerkrankung, die in Folge von Infektionen durch Bakterien oder Viren oder als Reaktion auf allergene Substanzen auftritt. Das Auge ist stark gerötet, hinzu kommen Schwellungen, Tränenfluss, starker Juckreiz, Brennen und Fremdkörpergefühl.
Bei Bindehautentzündung sind Augenbäder mit Bambussalzlösung wirksam und wohltuend. Sie befreien die Augen von allergenen Partikeln und lassen die Symptome schnell abklingen. Alternativ können Sie die Lösung mit Hilfe einer Pipette in den Bindehautsack einträufeln. Dies sollten Sie bis zum Abklingen der Entzündung vier Mal täglich tun.

Sehschwäche

Augenbäder mit Bambussalzlösung dienen überdies der Erhaltung der Sehkraft und Augengesundheit, werden Sie über einen längeren Zeitraum durch geführt. Eine bereits bestehende Fehlsichtigkeit kann sich dadurch sogar verbessern.

Die im Alter auftretende sogenannte Altersfehlsichtigkeit kommt nämlich durch die allmählich zunehmende Dehydrierung des Augapfels zustande. Aber auch Umwelteinflüsse wie stundenlange Computerarbeit und zu trockene Heizungsluft überanstrengen unsere Augen und lassen sie austrocknen. Die Salzlösung bindet Wasser im Auge und gibt dem Augapfel wieder seine ursprüngliche Form und Elastizität zurück. Führen Sie ein bis zwei Mal täglich ein Augenbad mit einer 1%igen Bambussalzlösung durch.

Anleitung für ein Augenbad mit Bambussalz:
Füllen Sie eine Augenbadewanne aus Glas mit lauwarmer 1%iger Bambussalzlösung, neigen Sie den Kopf nach unten und drücken Sie das Glas fest an Ihr Auge.
Legen Sie nun den Kopf in den Nacken und öffnen Sie Ihr Auge. Schlagen Sie mehrmals mit den Wimpern und lassen Sie die Augäpfel mehrere Minuten kreisen, um die Lösung optimal einwirken zu lassen. Bis zum Abklingen der Symptome sollten Sie 2-3 Augenbäder pro Tag durchführen. Filtrieren nicht vergessen!

Kopfschmerzen

Laut einer epidemiologischen Umfrage leidet jede 3. Frau und jeder 5. Mann einmal im Monat an Kopfschmerzen. Bambussalz lindert Kopfschmerzen auf natürliche und schonende Weise. Lassen Sie mehrmals täglich ein Gramm neunmal gebranntes Bambussalz auf der Zunge zergehen und trinken Sie zusätzlich reichlich stilles Wasser oder Osmosewasser.

Tipp gegen Katerkopfschmerzen:
Eine Einladung zu einem Fest steht bevor und Sie wollen den Tag danach nicht wieder im Bett verbringen? Vom morgendlichen Bier bis zum Heringsröllchen – Rezepte gegen den Katerschmerz gibt es viele, doch leider sind sie meist nicht sehr wirksam. Unser Geheimtipp gegen Katerschmerz: Nehmen Sie bereits vor dem Alkoholkonsum Bambussalz ein. Es verzögert den Alkoholisierungsprozess, entlastet die Leber in ihrer Entgiftungstätigkeit und remineralisiert den Körper. Auch vor dem Zubettgehen und am nächsten Tag empfiehlt sich die Einnahme. Zusätzlich sollten Sie viel Wasser trinken.

Fasten mit Bambussalz

Vor dem Fasten und nach dem Fasten können Sie Bambussalz über einige Wochen auch als Sole genießen. Geben Sie einen TL Sole aus einer gesättigten Lösung von neunmal gebranntem Salz auf 125 ml reines Wasser. Trinken Sie das Glas schluckweise aus. So führen Sie sich Mineralien und Spurenelemente zu, Ihr Elektrolythaushalt wird wieder ausgeglichen, Ihr Darmmilieu stabilisiert und die Verdauung aktiviert. Selbstverständlich ist diese Trinkkur auch während des Fastens angebracht. Das wichtigste aber ist, dass unser energetisches Schwingungsmuster wieder in seine ursprüngliche Ordnung zurückgeführt wird. Bambussalz gleicht mit seinem starken reduktiven Potential energetische „Unordnung" (Störung) beim Menschen aus.

Bambussalz fördert gerade beim Fasten sehr effektiv die Ausscheidung von Schwermetallen, die aus der Umwelt stammen oder durch Zahnbehandlungen mit toxischen Substanzen zugeführte wurden. Ihren Leberwickel können Sie mit Hilfe von Bambussalz besonders effektiv einsetzen. So entlasten Sie die Leber bei der Entgiftungsarbeit. Auch zur Darmreinigung darf das alkalische Bambussalz in einer lauwarmen 1%igen Lösung als Einlauf benutzt werden.

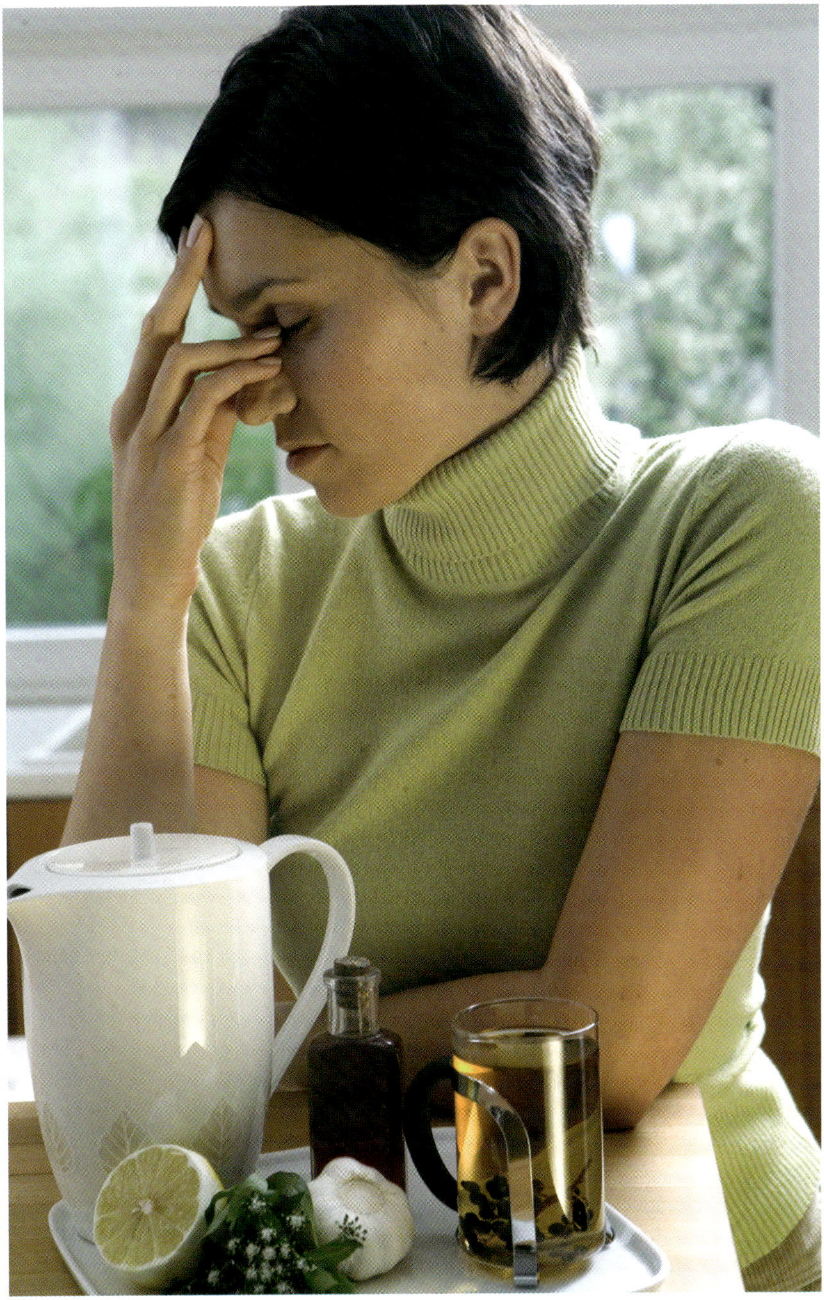

Bambussalz lindert Kopfschmerzen auf schonende Weise

Basische Hautpflege – Entgiftung des Körpers

Unsere Haut fungiert nicht nur als Sinnesorgan, Temperatur-Regulator und Schutzschild, sie ist auch Spiegel unserer inneren Befindlichkeit. Mit ihren knapp zwei Quadratmetern Oberfläche ist sie das größte Ausscheidungsorgan des Körpers, indem sie über den Schweiß überflüssige oder schädliche Stoffwechselprodukte ausleitet. Krankheit und Übersäuerung lassen sich daher auch immer an der Beschaffenheit unserer Haut ablesen.

Messen Sie den pH-Wert Ihrer Haut einmal nach, er wird wahrscheinlich im sauren Bereich liegen. Dies ist jedoch keineswegs von der Natur so gewollt, wie die Hautforschung mit ihrer These vom natürlichen Säureschutzmantel der Haut uns nahe legt. Die dazu gehörige Vorstellung, dass Keime in einem sauren Milieu an ihrer Ausbreitung gehindert und so pathogene Hautreaktionen vermieden werden, kann an unzähligen Beispielen widerlegt werden.

Noch nie war die Zahl der bakteriellen und allergischen Hauterkrankungen so hoch wie in den letzten Jahrzehnten. In genau diesem Zeitraum hat sich aber die saure Köperpflege (pH 5,0 bis 5,5) in den westlichen Industrieländern allgemein etabliert! Mit basischen Körperpflegeprodukten auf Naturkosmetikbasis knüpfen Sie an die Körperpflege der alten Ägypter an, dort zog man ein Bad im Natronsee mit einem hohen pH-Wert vor, während Kleopatra in Eselsmilch gebadet haben soll.

Bambussalz besitzt als stark basisches und antioxidativ wirkendes Salz alle Vorteile einer natürlichen und wirksamen Hautpflege.

Es ist für alle Hauttypen gleichermaßen geeignet. Es

- neutralisiert Säuren und freie Radikale, die für die Zellalterung verantwortlich sind
- regt die Haut an, Säuren und Schlacken auszuscheiden
- verhindert das Austrocknen und Auswaschen der Haut
- bewirkt die natürliche Hautrückfettung
- ist entzündungshemmend, z.B. bei Pickeln, Akne

- passt sich der natürlichen Hautstruktur ideal an und glättet Risse und Falten
- pflegt die Haut mit allen wichtigen Mineralien und Spurenelementen
- bewirkt ein verbessertes Erscheinungsbild der Haut

Verwenden Sie zweimal gebranntes Bambussalz für Waschungen, als Peeling oder Maske, zum Baden oder auch zur täglichen Zahnhygiene. Die äußerliche Anwendung unterstützt wirkungsvoll Ihre innere Reinigung mit Hilfe des neunmal gebrannten Bambussalzes.

Tonikum für kräftiges Haar

Um Haarausfall entgegen zu wirken und Ihr gesundes Haarwachstum zu fördern, können Sie Ihr frisch gewaschenes Haar mit einer 3-10%igen Bambussalzlösung einsprühen. Verwenden Sie zur perfekten Haarpflege zusätzlich basisches Haarshampoo. Gerade bei einer Übersäuerung entzieht der Körper dem Haarboden mineralische Bestandteile, um die überschüssige Säure zu neutralisieren. Sauere Hautabsonderungen mit Fett verstopfen die Haarfollikel. Das schränkt die Hautdurchblutung ein und hemmt das Haarwachstum. Eine Ernährungsumstellung und die regelmäßige Pflege mit mineralstoffreichem Bambussalz fördert das Haarwachstum und sorgt für einen gesunden Haarstoffwechsel.

Belebendes Bambussalz-Peeling

Dank seiner feinkörnigen Beschaffenheit kann Bambussalz direkt in seiner natürlichen Form als Gesichtspeeling angewendet werden. Befeuchten Sie dazu Ihre Gesichtshaut mit klarem Wasser und geben Sie ein wenig feinkristallines Bambussalz auf Ihre Fingerspitzen. Reiben Sie Ihr Gesicht nun ganz sanft mit kreisenden Bewegungen von innen nach außen ab. Der Hautstoffwechsel wird durch die massierenden Bewegungen angeregt und die Haut kann die wertvollen Mineralien und Antioxidantien des Salzes noch effektiver an sich binden. Spülen Sie das Salz anschließend mit klarem Wasser ab. Nach einem Peeling ist Ihre Haut von Giftstoffen und abgestorbenen Zellen befreit, wunderbar zart und geschmeidig, gut durchblutet, optimal mit wertvollen Salzen versorgt und besser gegen freie Radikale geschützt.
In Verbindung mit einem hochwertigen Öl eignet sich Bambussalz auch hervorragend als entgiftendes, entschlackendes Körperpeeling. Verrühren Sie dazu 50 g Bambussalz und 50 g naturreines Öl, z.B. Mandelöl, Macadamia-Nussöl oder Jojobaöl in einer Schüssel. Dann legen Sie sich auf ein großes Handtuch oder Laken und tragen das Gemisch am ganzen Körper auf. Benutzen Sie einen Löffel und rühren Sie die Mischung vor

jeder Entnahme auf. Nun wickeln Sie sich in das Tuch, decken Sie sich warm zu und lassen Sie das Peeling mindestens 30 Minuten einwirken. Hinterher lauwarm abduschen und die Haut vorsichtig trocken tupfen. Zu Ihrer Hautpflege ist eine rein natürliche, basische Gesichtcreme das Beste, was es gibt.

Reinigende Gesichtsmaske

Aus Bambussalz und Heilerde lässt sich einfach eine sehr wirkungsvolle Gesichtsmaske herstellen. Sie pflegt, reinigt und entschlackt sowohl trockene als auch fettige und entzündliche Haut. Auch bei Couperose ist sie besonders zu empfehlen. In einem kleinen Gefäß wird ein gestrichener TL Bambussalz in etwas lauwarmem Wasser gelöst und dann mit Heilerde zu einem Brei verrührt. Die Masse wird als Maske für eine halbe Stunde aufgetragen und hinterher mit warmem Wasser abgespült.

Mund- und Zahnhygiene mit Bambussalz

Die üblichen Zahnleiden wie Zahnstein und Karies sind zum größten Teil auf ein zu saures Milieu im Mund- und Rachenraum zurückzuführen. Bambussalz mit seinen basischen und desinfizierenden Eigenschaften ist daher ideal zur täglichen Mundhygiene geeignet. Es heilt bestehende Erkrankungen der Mundschleimhäute, regeneriert den Zahnschmelz und wirkt der erneuten Entstehung von Karies und Zahnstein entgegen. Zusätzlich wird durch die Mundhygiene mit Bambussalz Infektionen des Hals- und Rachenraumes und der oberen Atemwege vorgebeugt.

Gurgeln Sie täglich mit 10-15%iger Bambussalzlösung, drücken Sie dabei die Lösung mehrmals mit der Zunge durch die Zahnzwischenräume hindurch. Sie können Ihre Zähne auch weiterhin mit Hilfe der Zahnbürste reinigen. Saure Fruchtsäfte oder Kaffee-(Tee-)genuss hinterlässt einen sauren pH-Wert im Mund, das ist eine tückische Säurefalle, also Finger weg vom Zähnebürsten, denn dadurch wird der aufgeweichte Schmelz mit weggeputzt. Tauchen Sie aus diesem Grund Ihre Zahnbürste in die Bambussalzlösung und putzen Sie Ihre Zähne wie gewohnt. Bei Bedarf können Sie zusätzlich mehrmals täglich einige neunmal gebrannte Bambussalzkristalle im Mund zergehen lassen.

Übrigens: Ein Standard Kaugummi extra sauer hat einen pH-Wert von 1! CocaCola kann mit 2,5 dienen.
Sie haben reine Säure im Mund, nur der Zucker versüßt den Säuregenuss.

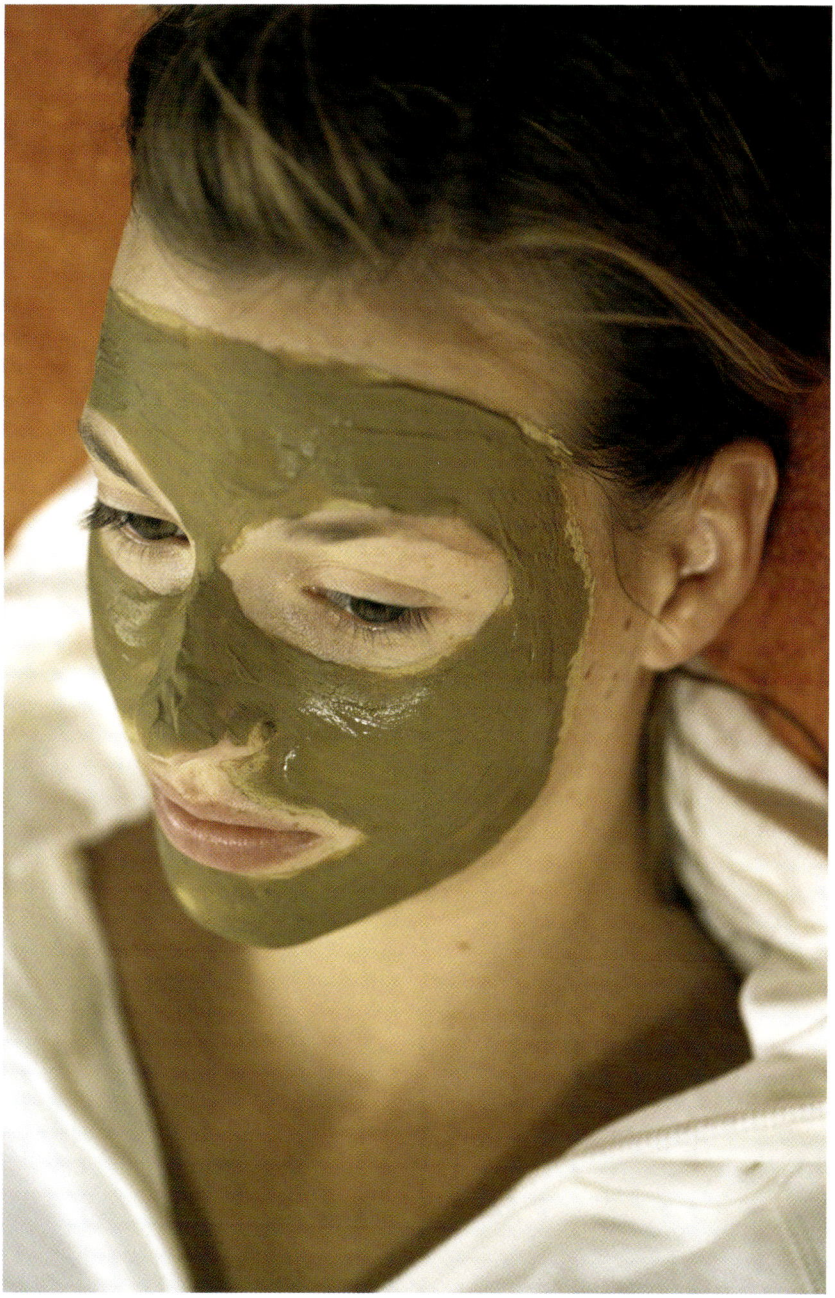

Wirkungsvolle Gesichtsmasken mit Bambussalz und Heilerde lassen sich leicht herstellen

Behandlung von Hautkrankheiten

Waschungen bei Akne, Schuppenflechte, Neurodermitis und Ekzemen

Für ein schnelles Abklingen der Symptome und das Stillen des Juckreizes waschen Sie die erkrankten Hautpartien morgens und abends mit 10-15%iger Bambussalzlösung. Sie können die Lösung auch in eine Sprühflasche geben und nach Bedarf auf die betroffenen Stellen aufsprühen. Bambussalz ist auch beim diabetischen Fuß hilfreich.

Entschlackende Kompressionswickel bei Cellulite

Lösen Sie 3 EL Bambussalz in 2 Litern heißem Wasser, tränken Sie für 15 Minuten mehrere Baumwollbandagen, wringen Sie diese aus und wickeln sie konisch vom Fuß aus über den Po bis zur Hüfte. In trockene Tücher gewickelt machen Sie es sich nun eine Stunde lang bequem. Um das Schwitzen zu fördern, können Sie sich zusätzlich eine Wärmflasche auf den Bauch legen.

Einreibungen bei Pickeln, Herpesbläschen, Insektenstichen, Warzen

Tragen Sie mehrmals täglich eine 10-15%ige Lösung auf die betroffenen Stellen auf.

Umschläge bei Prellungen, Stauchungen, Schwellungen, Gelenkbeschwerden und Gicht

Auch bei geschlossenen Verletzungen, Gelenkschmerzen und Gicht verschafft Salz Linderung. Tauchen Sie ein sauberes Leinen- oder Baumwolltuch in eine etwa 5%ige Salzlösung, wringen Sie dieses aus und wickeln Sie es um die betroffene Stelle. Bei Beschwerden oder Gicht im Bereich der Füße, aber auch bei chronisch kalten Füßen wirken die sogenannten Salzsocken Wunder.
Tauchen Sie dazu ein Paar saubere Baumwollsocken in die Salzlösung, wringen Sie sie aus und ziehen Sie sie an. Wickeln Sie die Füße anschließend in ein trockenes Handtuch ein.
Sie können die Salzsocken auch über Nacht tragen. Wenden Sie Wickel mit Bambussalz an, sind 3 EL Salz auf zwei Liter Wasser optimal.

Sitzbad zur erfrischenden Intimpflege

Besonders im Sommer ist ein Sitzbad mit Bambussalz herrlich zur Erfrischung und als Vorbeugung gegen Wundsein im Intimbereich durch verstärktes Schwitzen. Auch bei Hämorrhoiden hat sich das Sitzbad bewährt. 2 EL Bambussalz in eine Sitzbadewanne oder Schüssel geben und 10-20 Minuten bei maximal 30°C Wassertemperatur baden.

Teilbäder bei Wadenkrämpfen, Hautmykosen, Gicht, Warzen oder diabetischem Fuß

Führen Sie täglich ein ca. 15minütiges Fußbad mit einer Bambussalzlösung durch. Geben Sie dazu 2 EL Bambussalz in Ihr Fußbad. Möchten Sie eine höhere Heilwirkung erzielen, lassen Sie das basisches Salzbad für mindestens 45 Minuten einwirken, so auch bei Schlafstörungen. Teilbäder eignen sich auch an Händen (bei Warzen oder Hautschädigungen). Die Haut hinterher nicht abwaschen, nur trocken tupfen. Bedingt durch seine aufwendige Herstellungsweise ist Bambussalz kostbar. Dosieren Sie Bambussalz wie basisches Badesalz. 3 EL reichen für ein Vollbad aus, 2 EL für ein Sitzbad.

Heilung und Tiefenentspannung durch Sole-Baden

Das Baden mit Bambussalz ist unbedingt zu empfehlen. Durch seinen Reichtum an natürlichen Mineralstoffen sowie seinen stark basischen pH-Wert hat es eine optimal entsäuernde, hautpflegende und heilende Wirkung. Aufgrund seiner regenerierenden Eigenschaften verzögert Bambussalz deutlich den Alterungsprozess Ihrer Haut.

Steht Ihnen einmal zur Körperpflege kein Bambussalz zur Verfügung, benutzen Sie ein einfaches, basisches Badesalz Auch das Baden mit naturbelassenem Kristallsalz unterstützt die Heilung und Entgiftung Ihres Körpers über die Haut. Sie sollten jedoch stets darauf achten, ausschließlich naturbelassenes Salz ohne chemische Zusatzstoffe zu verwenden. Pflegen Sie nach dem Baden Ihren Körper mit natürlicher Basenpflege. Ihre Haut wird glatt und faltenfrei.

Das Sole-Bad ist gesundheitsfördernd für Haut und Seele, es wirkt
- entgiftend und säureausleitend
- entzündungshemmend, z.B. bei Pickeln, Akne
- feuchtigkeitspendend und befeuchtend bei trockener Haut
- juckreizlindernd und heilend bei Ekzemen, Neurodermitis und Schuppenflechte
- regenerierend und pflegend, indem es die Mikrozirkulation der Haut anregt
- Wohltuend und tiefenentspannend durch das Gefühl der Schwerelosigkeit im Sole-Bad

Anleitung für das Sole-Bad

Wer ein starkes Sole-Bad möchte, das in der Regel 1%ig sein sollte, benötigt auf 100 Liter Wasser 1 kg Salz. Eine normal große Badewanne fasst ca. 120 Liter, Sie benötigen also 1,2 Kilogramm Salz. Steht Ihnen Bambussalz zur Verfügung, so genügen im allgemeinen 3 EL Bambussalz für ein Vollbad.

Die **Badetemperatur** sollte nicht über **37°C** liegen, damit Ihr Köper keine Energie für den Temperaturausgleich aufwenden muss.

Die **Badezeit** kann je nach Hautbeschwerden **10-20 Minuten** betragen. Bei offenen Hautstellen (z.B. durch Neurodermitis) empfiehlt sich eine kurze Badedauer mit einer Salzkonzentration (Normales Kristallsalz) von 1%. Dies entspricht der Salzkonzentration des Blutes und brennt daher nicht. Bambussalz dürfen Sie auch in höheren Konzentrationen benutzen, also je nach vorausgegangenem Test 3-10%ig.

Bambussalz oder ein anderes basisches Salz

Möchten Sie im basischen Badewasser effektiv entschlacken, sollte die Verweildauer im Wasser auf mindestens 45 Minuten bis eine Stunde oder mehr erhöht werden. Bei Hautveränderungen ist immer Bambussalz zu empfehlen.

Nach dem Baden bitte **nicht duschen**. Tupfen Sie Ihre Haut nur vorsichtig mit einem Handtuch trocken.

Sie brauchen sich hinterher **nicht eincremen**. Beim Solebaden lagert sich Salz in der äußeren Hornschicht der Haut ein und bindet dort Wasser. Dadurch trocknet die Haut beim Baden nicht aus und schrumpelt auch nicht!

Sole-Baden ist anstrengend für den **Kreislauf, vor allem wenn die Badewassertemperatur zu hoch ist**.

Bei Kreislaufproblemen sprechen Sie sich am besten mit Ihrem Arzt oder Heilpraktiker ab. Wählen Sie die Salzkonzentration so, dass sie Ihnen angenehm ist. Nach dem Baden sollten Sie noch **eine halbe Stunde ruhen**.

Gönnen Sie sich **ein bis zwei Solebäder in der Woche**, ihr Hautzustand wird sich sichtbar verbessern.

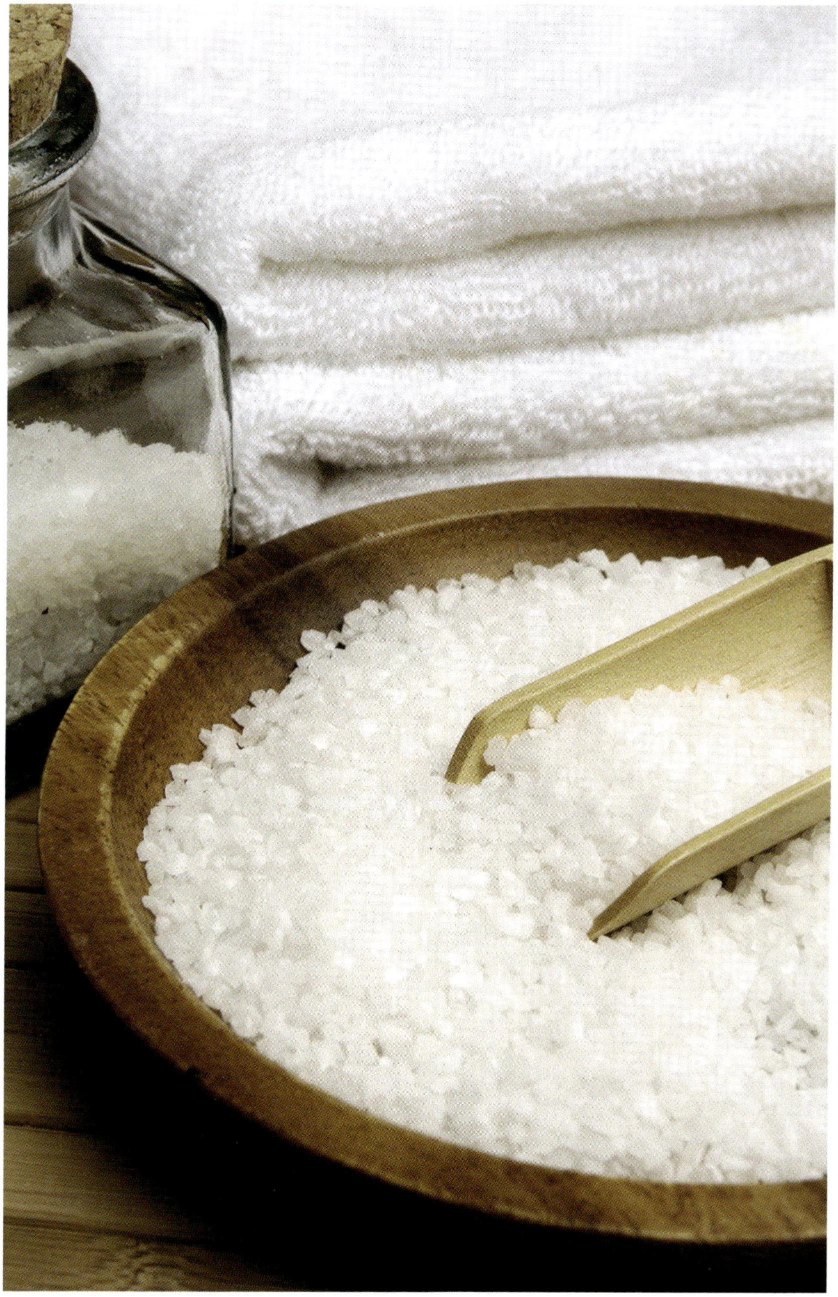

Durch die individuelle Zugabe von Salz wird jedes Sole-Bad zu einem Genuss